Der Duft meiner Kinder

Dieses Buch beruht auf einer wahren Begebenheit. Es beinhaltet Auszüge aus meiner Lebensgeschichte. Die in diesem Buch genannten Straßennamen und Orte sind dennoch frei erfunden. Ähnlichkeiten oder Parallelen zu Begebenheiten bzw. Handlungen und anderen lebenden oder verstorbenen Personen – außer den tatsächlich Beteiligten – wären zufällig und nicht beabsichtigt.

Selçuk Gün

Der Duft meiner Kinder

Lebensbild eines geschiedenen Vaters

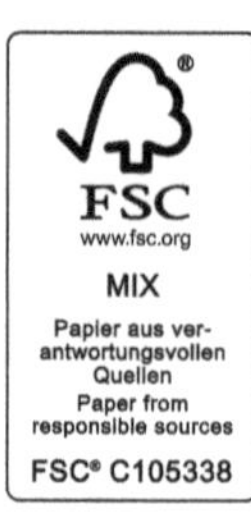

Bibliografische Information der Deutschen Nationalbibliothek:
Die Deutsche Nationalbibliothek verzeichnet diese Publikation in der Deut-
schen Nationalbibliografie; detaillierte bibliografische Daten sind im Internet
über http://dnb.dnb.de abrufbar.

TWENTYSIX – Der Self-Publishing-Verlag
Eine Kooperation zwischen der Verlagsgruppe Random House und BoD –
Books on Demand

© 2019 Selçuk Gün

Herstellung und Verlag:
BoD – Books on Demand, Norderstedt

ISBN: 978-3-740-70559-6

Lektorat: Editing Expertise
Umschlaggestaltung: Editing Expertise
Umschlagabbildungen: Angelika Lippert, Fotolia
Illustrationen: Angelika Lippert
weitere Mitwirkende: Ingrid Wüst

Vorwort meiner Lebensgefährtin

Vor 13 Jahren, ein wunderschöner Tag im Mai. Ich, zu der Zeit selbst alleinerziehende Mutter meines kleinen Sohnes, traf auf diesen einen besonderen Menschen. Selçuk. Eigentlich war ich nicht auf der Suche, doch plötzlich war er da. Ein Mann – selbstbewusst, intelligent, sportlich, ehrgeizig und stolz. In der Brust ein so großes Herz, das mir wohlige Wärme versprach.

Aus anfänglicher Verliebtheit wurde bald innige Liebe und ich fühlte tiefe Verbundenheit wie nie zuvor zu einem Mann. Langsam kam die Zeit, den nächsten Schritt zu gehen, denn ich war ja Mutter und mein Sohn der wichtigste Teil von mir. Auch wenn ich zu keiner Zeit einen „Ersatzpapa" gesucht habe, denn mein Sohn hatte ja seinen Vater, musste ich sicher sein, nicht „irgendwen" in unser Leben zu lassen.

Nie musste ich diesen Schritt bereuen, denn Selçuk, der neue Mann an meiner Seite, hat meinen Sohn von erster Sekunde an in seine Arme geschlossen, ihn mit der Zeit wahrhaftig lieben gelernt, umsorgt und beschützt, als wäre er sein eigen Fleisch und Blut. Ein unbezahlbares Geschenk – und noch viel mehr, wenn man seinen kulturellen Hintergrund bedenkt, mit dem es oft noch unmöglich zu sein scheint, eine Frau mit einem Kind anzunehmen, in dessen Adern das Blut eines anderen Mannes fließt. Alles schien also perfekt zu sein, getreu dem Motto „die gemeinsame Zukunft kann kommen" – mit allen Höhen und Tiefen, glücklich, normal und doch irgendwie besonders.

Im Laufe der Zeit lernte ich die zwei Kinder Selçuks kennen, die in seiner Ehe entstanden sind. Die Kinder lebten bzw. leben bei ihrer Mutter und haben ihren Vater nur obligatorisch besucht. Ich hatte die Wunschvorstellung, mit der Zeit ein modernes, buntes Patchworksystem aufzubauen, da ich annahm, nach einigen Jahren der Trennung würden Rosenkrieg & Co längst der Vergangenheit angehören und es würde wohlwollend um die beiden gemeinsamen Kinder gehen. Doch bei jedem Besuch war die anfängliche Anspannung der Kinder zu spüren – schon fast Verschwiegenheit und Verunsicherung, die sich dann aber mit jeder gemeinsamen Minute legte. Die Stimmung lockerte auf. Nach ein paar Stunden ging es für die Kinder dann wieder nach Hause zu ihrer Mutter, zum „Verhör" – so nenne ich es heute.

Lange dachte ich, es sei eine Frage der Zeit und es würde sich alles einpendeln, denn ich hatte ja selbst die Erfahrung gemacht, trotz Trennung gemeinsam mit dem Vater meines Sohnes Eltern zu bleiben, einen gewissen Umgang miteinander aufzubauen und zu erhalten, um das gemeinsame Kind „unmanipuliert" und bestmöglich unbelastet aufwachsen zu lassen. Mit dieser Verantwortung haben wir das Kind schließlich gemeinsam in die Welt gesetzt. Wer hat denn das Recht, einem kleinen Menschen einen Teil von sich selbst zu nehmen, mit dem es sich identifiziert? Aus Rachsucht oder Hass?

Etwa zwei Jahre nach unserem Kennenlernen zogen Selçuk und ich mit meinem Sohn in eine gemeinsame Wohnung. Ein besonderer Abschnitt für ein Paar. Damals ahnte ich nicht, wie viel Kraft ich aus der Tiefe meiner Liebe heraus in den nächsten Jahren aufbringen musste und überhaupt konnte, um nicht zuzulassen, dass dieser für mich einzigartige Mensch und damit unsere Beziehung an seinem unwiederbringlichen und betäubend schmerzhaften Verlust zerbrach.

Die Kinder Selçuks kamen unregelmäßig und nur gelegentlich zu Besuch. Sobald sie da waren, erhielten sie von ihrer Mutter fast stündlich Kontrollanrufe. Wenn die Mutter aus diesen Gesprächen Fröhlichkeit heraus hörte, war es mit jeglicher Gelassenheit vorbei. Sie schrie die Kinder an, so dass jeder Anwesende selbst ohne Lautsprecher jedes Wort mithören konnte. Es fielen vorwurfsvolle Sätze wie „Dann könnt ihr gleich eure Koffer holen und zu eurem Vater ziehen, wenn es euch da gut gefällt!". Ich konnte nicht verstehen, mit welcher Motivation eine Mutter ihren Kindern, die doch nur Zeit mit ihrem Vater verbringen wollten, diese Worte um die Ohren feuern konnte. Und das ist nur ein Beispiel von vielen.

Die Kinder wurden größer und der Kontakt und die natürliche Bindung zum Vater immer distanzierter, liebloser, gleichgültiger – schließlich kalt, anstatt dass die Kinder, wie wir immer hofften, irgendwann erkannten, welchen Manipulationen und Machtspielen sie schon seit Jahren ausgeliefert waren und selbst Stellung nahmen. Demütigungen und der daraus resultierende Schmerz nahmen unaufhaltsamen ihren Verlauf. Jegliche Bemühungen Selçuks wurden von seinen Kindern oder ihrer Mutter abgewiesen. Sie haben ihn sogar ausgelacht. Die verlorene und fortlaufende Zeit ließ den Verlust, seine Kinder nicht aufwachsen zu sehen, immer größer werden. Ich erlebte von Jahr zu Jahr mit, wie sich mein Partner veränderte und emotional abstumpfte, irgendwie versteinerte. Traurigkeit, Motivationslosigkeit, Wut, Hilflosigkeit und Verzweiflung sind zu unserem täglichen Begleiter geworden.

Wir haben vor einigen Jahren eine gemeinsame Tochter bekommen. Auch das war für Selçuk zeitweise schwierig, denn in ihm wohnt die Angst, gleiches wieder zu erleben. Unsere Partnerschaft ist aufgrund des „Seelenmissbrauchs" seiner Exfrau durch schwere Krisen und Täler der Tränen gegangen, da unser gemeinsames Glück und die eigentlich schönen Ereignisse, die man als Paar erleben und genießen möchte, oft gestohlen wurden. Kein Kind ersetzt ein anderes. Die Leere bleibt und der Schaden darum herum ist unermesslich groß. Einen Menschen zu schlagen oder ihn zu entführen, ist eine Gewalttat und wird bestraft. Seelische Gewalt – die Liebe und Verbindung zwischen einem Elternteil und seinem Kind zu zerstören, diese Bindung zu brechen – ist legale Selbstjustiz. Ohne Konsequenzen für die verantwortliche Person. Das Werkzeug und zugleich die größten Opfer dieser Straftat sind die Kinder. Unverständlich. Unverzeihlich.

Es gibt Pseudogesetze, die den Kindern den Umgang mit ihren Eltern ermöglichen sollen. Wer aber schützt sie, wenn sie bei solch einem emotionalen Missbrauch schwer manipuliert werden, falsche Tatsachen eingetrichtert bekommen oder auch einfach nur aus Angst vor Ärger den Kontakt meiden?

Mal abgesehen von juristischem Recht und Unrecht – die gesundheitlichen Auswirkungen und die Folgen, die sich auf Psyche, Seele, Herz und das Leben darüber hinaus niederschlagen, wiegen viel schwerer und bleiben bestehen.

Mein Sohn, den ich damals im Alter von sechs Monaten mit in die Beziehung gebracht habe, ist mittlerweile 13 Jahre alt. Wenn er mit anderen spricht, erzählt er gern davon, zwei Väter zu haben, die er beide von ganzem Herzen liebt und schätzt. Es ist also möglich, Kinder trotz Trennung vor Differenzen zwischen ihren Eltern zu schützen und sie in ihrem Herzen frei aufwachsen zu lassen.

Selçuk, es gibt etwas, was nicht immer zur vollständigen Heilung verhilft, aber die Kraft hat, dich über das scheinbar Unüberwindbare hinaus zu tragen, so dass du nicht ewig am Boden liegen bleiben musst. Ich nenne es Liebe, die du uns unendlich wert bist. Danke, dass es dich gibt!

Ein Brief an meine Kinder

Nach 14 Jahren Ehe und zwei gemeinsamen Kindern fand eine einst so groß erschienene Liebe ihr endgültiges Ende. Ein unerwarteter, schleichender Prozess führte zwischen meiner Exfrau und mir zum „Scheidungskrieg" – auf Kosten unserer Kinder.

Mit diesem Buch, ja mit diesem Brief, möchte ich meinen beiden ehelichen Kindern einen authentischen Eindruck, ein Lebensbild ihres Vaters vermitteln. Ich wünsche mir, dass wir wieder zueinander finden. Ich wünsche mir die Liebe meiner Kinder zurück.

Meine liebe Tochter, mein lieber Sohn, ich habe euch beide all' die Jahre durchgehend vermisst – immer und immer wieder schmerzhaft vermisst. Ich spüre jeden Tag, dass ein Teil von mir fehlt. Seit der Trennung vor 17 Jahren fühle ich mich nicht mehr vollständig. Ich fühle jeden Tag, dass mir ein Stück Willenskraft, ein Teil meiner Persönlichkeit, meines Ichs fehlt und immer mehr verloren geht, je länger ich den Kontakt zu euch nicht verbessern kann. Könnt ihr das verstehen?

Was auch immer geschehen ist, ich habe euch zu keinem Zeitpunkt für nur eine Sekunde aus meinen Gedanken gelöscht oder gar vergessen. Meine Liebe zu euch ist unermesslich stark und nicht zu zerstören. Man hat immer wieder versucht, mir weiß zu machen, dass ihr, sobald ihr eigenständig denken könnt, auf mich zukommen werdet. Ich habe daran geglaubt, darauf gehofft. Bis jetzt – obwohl ihr beide mit 25 und 19 Jahren schon junge Erwachsene seid.

Ich sehne mich nach dir, meine Tochter. Ich sehne mich nach dir, mein Sohn. Ich habe noch den unbeschreiblich wohltuenden Duft in mir, den ich wahrnehmen durfte, als ihr beide noch ganz klein gewesen seid. Ich kann und möchte nicht mehr ohne euch sein, aber ich komme einfach nicht an euch heran, da ihr euch zu sehr nach eurer Mutter richtet und nach dem, was sie von euch erwartet. Wie sehr sehnte ich mich die vergangenen Jahre danach, von euch als Vater anerkannt zu werden. Doch ihr hattet vom Beginn der Trennung an extreme Angst davor, eure Mutter zu verlieren und habt euch mir gegenüber dementsprechend abweisend verhalten.

Eure Verlustängste waren begründet. Eure Mutter hat sowohl euch als auch mir stets damit gedroht, dass ihr sie bei bestimmten Verhaltensweisen verlieren würdet und ihr euch dann allein mit eurem Vater begnügen müsstet. Das hatte im Laufe der Zeit fatale Folgen, was eure Beziehung und Gefühle zu mir anbelangt.

Auch eure Halbschwester und euer Stiefbruder – mein Ziehsohn, den ich wie meine eigenen Kinder liebe, erziehe und beschütze – fragen immer wieder nach euch. Sie sind ein Teil von mir und somit auch ein Teil von euch. Glaubt mir, es fällt mir selten leicht, ihnen etwas von euch zu erzählen, weil mir unsere Situation seit vielen Jahren zu schaffen macht. Manchmal geht es nicht, weil es so weh tut. Manchmal weiß ich auch einfach nicht, was ich erzählen soll, weil ich selbst so wenig über euch weiß. Das macht mich unendlich traurig.

Wir Männer sind in vielen Dingen häufig sehr verschlossen und teilen unsere Probleme nicht unbedingt mit Dritten. Insbesondere betrifft diese Mentalität uns Männer mit südländischer Herkunft. Ich möchte es nun aber nach all` den Jahren anders machen und in diesem Brief meine Probleme und Ängste nach der Trennung und meine Sehnsucht nach meinen geliebten Kindern mitteilen.

Bei der Formulierung der vor euch liegenden Zeilen haben mich sehr viele verdrängte oder sogar vergessen geglaubte Ereignisse und Erinnerungen eingeholt. Ich spüre den Drang, diese gemeinsam mit euch, meinen geliebten Kindern, zu teilen, mich zu offenbaren und zu öffnen. Aus einem Brief wurde schließlich dieses Buch – mein Erstes – über die Gefühle und Gedanken eines Vaters, der die Liebe seiner Kinder verlor und nun gewillt ist, eben diese verlorene, so lang ersehnte Liebe wiederzugewinnen. Meine Hoffnung liegt darin, dass euch dieses Buch erreichen wird. Seit meinem letzten mit der Post an euch versandten Brief sind Jahre vergangen. Ich bekam keine Antwort.

Bis heute habe ich überhaupt keine ehrlichen und konkreten Antworten auf die vielen Fragen, die mich bewegen, erhalten. Ebenso blieb meine Bitte, uns endlich auszusprechen und zu versöhnen, unbeantwortet. Stattdessen kam mir damals zu Ohren, dass ihr euch über den Brief lustig gemacht hättet und ich mich mit meinen an euch gerichteten offenen Worten lächerlich gemacht hätte. Diesen Schmerz spüre ich noch heute. Es war ein Hilferuf an euch und ganz besonders an die Frau, die es in der Hand gehabt hätte, diese unerträgliche Situation zu ändern. Sie tat es aber nicht und sie tut es leider bis heute nicht. Ich weiß nicht einmal, ob es wirklich so gewesen ist. Ich weiß nicht, ob ihr euch über meinen Brief belustigt habt, da ich es bis heute nicht gewagt habe, euch persönlich danach zu fragen. Ich habe schlichtweg Angst vor einer enttäuschenden Antwort, die meine ganzen Hoffnungen und Träume ein weiteres Mal zunichte machen könnte. Auch jetzt fällt es mir nicht leicht, meine Schwäche als Mann und Vater zu offenbaren.

Noch immer weiß ich nicht, was dazu geführt haben könnte, dass ihr euch so sehr von mir abgewandt habt. Diese Ungewissheit schlägt immer wieder in Trauer und Ratlosigkeit um und wird von Jahr zu Jahr intensiver. Ich werde von so vielen Gedanken und Erinnerungen erdrückt. Vor allem von den Vorwürfen. Es sind nicht nur die Vorwürfe, die ich mir selber mache; nein, es sind die unaufhörlich unfairen Vorwürfe jener Frau, die es mir wohl bis heute nicht verziehen hat, dass ich sie verlassen habe.

Mittlerweile bin ich fast 48 Jahre alt und meine Haare sind ergraut. Ich möchte nicht sagen, dass meine Tage gezählt sind, dennoch habe ich den größten Teil meines Lebens hinter mir gelassen. Geld werde ich nicht mitnehmen können, wenn ich mich eines Tages von dieser Erde verabschieden muss. Aber wichtige Ereignisse und Erinnerungen, die Liebe meiner Kinder und meiner Partnerin werden meine letzten Gedanken und Gefühle vor dem Ausscheiden aus dieser Welt bestimmen. Daher habe ich – zugegeben recht spontan – entschieden, meine Gefühle zu Papier zu bringen, damit ihr ein Bild davon habt, wie es mir, einem Vater, der seine beiden Kinder schmerzlich vermisst, ergeht. Ich habe auch das Bedürfnis, euch beiden ein wenig mehr aus meinem Leben zu erzählen und euch an der Geschichte meiner Kindheit teilhaben zu lassen. Denn ihr werdet nicht viel von mir wissen, außer den Dingen, die euch aus dritter Hand zugetragen wurden. Und ich weiß wirklich nicht, ob diese der Wahrheit entsprechen.

Fakt ist: Seit der Trennung von euch beiden habe ich kaum noch herzhaft lachen können. Nicht, dass ich mich dagegen wehre, aber ich kann es einfach nicht mehr. Mir fehlt etwas zum wahren Glück. Ich fühle das in jeder Sekunde, wenn auch oftmals im Unterbewusstsein. Verdammt, ich brauche euch beide zum Glücklichsein! Ich möchte wissen, wie es euch geht. Ich möchte wissen, was ihr macht. Ich möchte auch wissen, wenn es euch nicht gut geht und warum es euch nicht gut geht. Ich möchte es wissen, wenn ihr glücklich und zufrieden seid. Ich möchte es wissen, wenn ihr etwas braucht. Ich möchte es wissen, wenn ihr krank seid. Ich möchte ein offenes Ohr für euch haben, wenn ihr einen Zuhörer braucht. Ich möchte da sein, wenn ihr eine Schulter zum Ausheulen braucht. Ich möchte es wissen, wenn ihr Liebeskummer habt. Ich möchte davon erfahren, wenn euch jemand ärgert. Ich möchte euch helfen, wenn ihr eine Frage habt oder in einer ausweglosen Situation steckt. Ich möchte von euch wissen, wie es euch all´ die Jahre ergangen ist. Ich möchte, dass wir zusammen lachen und weinen. Ich möchte, dass wir uns endlich vertragen und verzeihen, uns in die Arme nehmen und gemeinsam etwas unternehmen. Ich wünsche mir, dass wir das Geschehene gemeinsam verarbeiten und vielleicht vergessen können. Nun gehe ich einen weiteren Schritt in diese Richtung. Ich gehe einen weiteren Schritt auf euch zu. Ich erzähle euch von mir, meinen Gefühlen, meiner Herkunft, meiner Familie und von meiner Seite dieser unsäglichen Trennungsgeschichte.

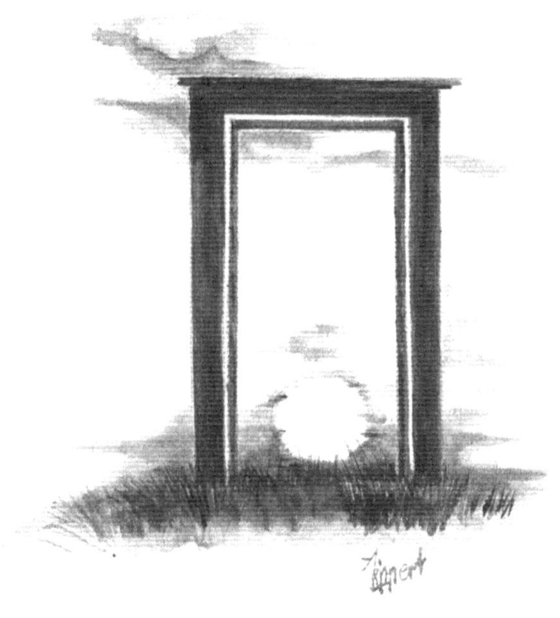

Meine Kindheit, meine Prägung

Mein Vater wurde als fünftes und letztes Kind meiner Großeltern in einem kleinen Dorf in Mittelanatolien geboren. Baba – ich nenne ihn in diesem Buch wie im wahren Leben Baba, so wie ich meine Mutter Mama nenne, um die große emotionale Nähe zu meinen Eltern zu verdeutlichen – also, Baba stammte aus sehr einfachen Verhältnissen. Später zog es ihn in eine Kleinstadt. Dort führte er gemeinsam mit einem Partner eine Schneiderei. Er war im Schneidern – besonders von Herrenanzügen – sehr geschickt und auch sehr gefragt.

Das Geld war dennoch knapp und wir lebten wohl nahe der Armutsgrenze. Meine Eltern besaßen nicht viel. Wir wohnten in einer alten und viel zu kleinen Zweieinhalb-Zimmer-Wohnung in einem überschaubaren Vorort von Kayseri.

Baba ging oft zu Fuß zu seiner Arbeit in die Stadt. Das waren immerhin vier bis fünf Kilometer. Mama erzählte oft, dass Baba früher auch täglich vier Kilometer in ein benachbartes Dorf gegangen sei, um mir als Baby frische Milch zu holen. Ich bin mir sicher, dass er das zuvor auch für meine älteren Geschwister getan hat. Anschließend musste er natürlich noch zur Arbeit gehen.

Damals hat es zwar Pferdekutschen und auch schon vereinzelt Kraftfahrzeuge gegeben, die Fahrgäste mitnahmen. Doch die Fahrt mit der Pferdekutsche war für meine Familie zu teuer, um diesen Luxus jeden Tag nutzen zu können. Auch Fleisch oder andere „Luxuslebensmittel" hat es nur zu besonderen Anlässen gegeben. Zu jener Zeit wurde die Türkei in Deutschland als Entwicklungsland bezeichnet. Viele Menschen lebten in Armut und die Schilderungen meiner Mama über die Umstände, die sich mein Baba für mein und unser Wohlergehen aufbürdete, berühren mich noch heute.

Während Baba sich 1969 ins Ausland verabschiedete, blieben meine Mama, meine drei Geschwister und ich in der Türkei. Wir befanden uns in der Obhut meines Opas und meiner Oma mütterlicherseits. Ich war mit zwei Jahren der Jüngste von uns vieren, also das Nesthäkchen und weiß leider fast gar nichts mehr aus dieser Zeit. Meine Schilderungen für euch basieren auf Erzählungen meiner Mama oder meiner Geschwister.

Nach etwa einem Jahr in Deutschland entschied sich Baba dafür, noch ein weiteres Jahr fort zu bleiben und zu arbeiten, um noch mehr Geld für die Familie zu verdienen. Er wollte uns aus der Armut holen. Sein Traum war es, eine eigene Schneiderei zu besitzen und damit sein eigener Chef zu sein.

Bereits Ende 1970 wurde meinem Baba aufgrund seiner Vorkenntnisse eine interessante und besser bezahlte Tätigkeit in einer namhaften Textilfirma in Koblenz zugeteilt, so dass er umziehen musste. Im Jahr 1971 holte er meine Mama nach. Wir vier Kinder blieben weiterhin bei Oma und Opa in der Türkei – allein, ohne Eltern. Wie schwer muss das für uns aber auch für unsere Eltern und Großeltern gewesen sein? Wir Kinder waren alle noch sehr klein. Zwischen uns liegen immer etwa zwei Jahre Altersunterschied, so dass meine älteste Schwester auch gerade einmal sieben oder acht Jahre alt gewesen sein dürfte.

Zu jener Zeit gab es in normalen Haushalten kaum Telefone, so dass es für uns auch keine Möglichkeit gab, mit unseren Eltern zu telefonieren. Wir hatten also nur sehr selten Kontakt zu ihnen.

Ich erinnere mich, dass mir meine Mama vor nicht allzu langer Zeit erzählte, dass sie und ich die einzigen gewesen seien, die sehr intensiv geweint hätten, als sie und Baba sich nach Deutschland verabschiedeten. Sicherlich sind sowohl meine Geschwister als auch mein Baba unbeschreiblich traurig gewesen, zeigten es aber nicht.

Ich denke, dass sich damals niemand ernsthaft Gedanken darüber gemacht hat, was es für kleine Kinder bedeutet, so lange von ihren Eltern getrennt zu sein. Es kann aber auch sein, dass die Verzweiflung, die Armut und die Sehnsucht nach ein wenig Wohlstand einfach schwerer wogen. Baba wollte gemeinsam mit meiner Mama ein weiteres Jahr in Deutschland arbeiten und dann endgültig in die

Heimat zurückkehren. Mit dem ersparten Geld wollten uns meine Eltern ein Haus kaufen und Babas Betrieb erweitern.

Für mich hieß das: Meine Eltern waren plötzlich nicht mehr da. Das war auch nicht nur für einen Tag, für eine Woche oder einen Monat so. Nein, es vergingen zwölf ewig lange Monate bis zu unserem Wiedersehen. Eigentlich ist das eine Tragödie, besonders für die zurückgebliebenen Kinder.

Es dürfte sehr wahrscheinlich sein, dass die Trennung von unseren Eltern bei uns zumindest Verlustängste hinterlassen hat. Bewusst oder unbewusst, bemerkbar oder nach außen hin nicht zu erkennen – psychische Folgen der Trennung dürften da sein. Mir ist bekannt, dass es tausenden anderen Kindern zu jener Zeit ebenso erging.

Ich kann mich zwar nicht daran erinnern, aber Oma und Opa sollen immer gut zu uns gewesen sein, so streng sie auch gewesen sein sollen. Dennoch sind sie sicherlich kein Mutter- oder Vaterersatz im klassischen Sinne gewesen, sondern eben nur die Großeltern.

Vor diesem Hintergrund ist es für mich umso unverständlicher, dass wir drei – die eigentlich zu jeder Zeit die Möglichkeit haben, sich zu sehen, sich in die Arme zu nehmen und zu sagen, wie lieb sie sich haben – unsere Zeit nicht für uns nutzen. Stattdessen missachten und ignorieren wir uns über lange Strecken oder wir tun einfach nichts dagegen, dass wir uns so fremd geworden sind. Es könnte doch alles wieder so schön und friedlich in unseren Gedanken und Herzen werden.

Meine Mama nahm nach kurzer und schneller Einarbeitungsphase ihre Arbeit ebenfalls in dem Betrieb, in dem Baba arbeitete, auf. Für sie war das Arbeiten mühsam, da sie bis dahin noch nie in einem Betrieb gearbeitet hatte. Erschwerend kam hinzu, dass sowohl Baba als auch Mama nach „Akkord" vergütet wurden; sie wurden also nach Leistung bezahlt. Meine Mama war bis dahin für den Haushalt und für uns Kinder zuständig gewesen und Baba war traditionsgemäß der sogenannte Ernährer und Behüter der Familie.

Wie muss es meinen Eltern in einem fremden Land, dessen Sprache sie nicht beherrschten und dessen Kultur sie nicht kannten, er-

16

gangen sein? Sie konnten sich niemandem mitteilen. Sie waren von Dolmetschern abhängig, wenn diese mal in der Nähe waren. Es gab nicht viele und wildfremden Menschen offenbart man ja auch nicht unbedingt seine Gedanken und Gefühle. Das waren damals erst die Anfänge der in Deutschland einreisenden „Gastarbeiter“, zum Beispiel aus Italien, dem ehemaligen Jugoslawien, Griechenland und eben auch aus der Türkei, so dass es auch noch nicht viele Landsleute gab, die gut deutsch sprechen und gleichzeitig übersetzen konnten. Sie waren der Willkür der sogenannten Vorarbeiter in den Firmen und Fabriken ausgesetzt und mussten mit all´ dem, was ihnen geboten und angeboten wurde, zufrieden sein und leben – die schwere und unterbezahlte Tätigkeit auf der einen Seite und auf der anderen Seite die schmerzvolle Sehnsucht nach der Familie und dem eigenen Land.

Wenn ich manchmal darüber nachdenke, wie schwer es für meine Eltern in der Fremde gewesen sein muss, bekomme ich Gänsehaut und bin froh, dass letztlich alles gut verlaufen ist.

Meine Eltern hatten ein gemeinsames Ziel: Sie wollten innerhalb kürzester Zeit so viel Geld wie möglich verdienen, um schnellstens wieder in die Heimat zurückkehren zu können und um uns Kindern und sich selbst eine gesicherte Existenz zu schaffen. Natürlich kam es anders, als sie es geplant hatten, ähnlich wie bei Millionen anderer „Gastarbeiter“ zu der damaligen Zeit auch. Der Verdienst war in Deutschland überdurchschnittlich hoch, wenn man ihn mit den Verdienstmöglichkeiten in den Herkunftsländern verglich. Die D-Mark war sehr stark und deshalb im Ausland sehr begehrt und beliebt.

Meine Eltern haben penibel darauf geachtet, dass sie nicht zu viel Geld in Deutschland ausgaben, denn das meiste wurde in die Türkei an meine Großeltern und auch an andere Familienangehörige geschickt oder für ein neues Haus gespart.

Außerdem erkannten viele „Gastarbeitereltern“ bald, dass ihre Kinder in Deutschland die Chance hatten, eine qualifizierte und weltweit anerkannte Schul- und Ausbildung zu bekommen, was in ihrer Heimat ohne genügend finanzielle Mittel und in Kleinstädten überhaupt nicht möglich gewesen wäre. So kann man es unseren Eltern auch nicht verübeln, dass sie uns Kinder – wieder etwa ein Jahr später – im Rahmen der sogenannten Familienzusammenführung zu sich nach Deutschland holten. Was muss das für ein traumhaftes Ereignis für uns Kinder und natürlich auch für unsere Eltern gewesen sein!

Ich weiß gar nicht so genau, ob es rechtlich und formell im Rahmen der Familienzusammenführung möglich gewesen wäre, dass meine Großeltern auch mit nach Deutschland gekommen wären. Ich denke zwar schon, aber ich glaube, dass sie es nicht wollten und aufgrund ihres fortgeschrittenen Alters auch nicht mehr konnten.

Meine Eltern haben zwei Wochen vor unserer Einreise eine Drei- oder Vier-Zimmer-Wohnung in der Dresdner Straße in Koblenz angemietet und zunächst notdürftig eingerichtet. Es handelte sich um eine sehr geräumige Wohnung im dritten Obergeschoss mit einem für damalige Verhältnisse ungewöhnlich großen Kachelofen, vermutlich aus der Vorkriegszeit. Dieser gewaltige Ofen hat mich als Kind sehr beeindruckt. An weitere Details kann ich mich nicht mehr erinnern.

Meine Geschwister gingen vormittags in die Schule und ich in den Kindergarten. Solange meine Eltern bei der Arbeit waren, waren meine Geschwister meine Ersatzeltern. Meine Eltern verließen um sechs oder sieben Uhr früh die Wohnung. Ich meine, dass sie bis vier oder fünf Uhr nachmittags gearbeitet haben. Bis dahin waren wir Kinder auf uns allein gestellt und ich wurde von meinen Schwestern umsorgt. Sie haben mich in die Kita begleitet und auch wieder abgeholt. Das hat mir meine Mama oft erzählt. Ich habe meinen Geschwistern bis heute niemals offen meine Dankbarkeit ausgesprochen. Ich hoffe, dass sie es mir nachsehen und dass sie diese Zeilen als meine ehrliche Anerkennung für ihre geschwisterliche Fürsorge annehmen.

An meine Kindergartenzeit kann ich mich kaum erinnern, aber an eine Situation noch sehr genau: Es ging darum, dass ich immer gern gemeinsam mit den anderen Kindern im Kindergarten essen wollte, was jedoch aus finanziellen Gründen nicht möglich war. Es lag zum Teil aber auch sicherlich daran, dass meine Eltern der Ansicht waren, dass es dort immer nur Essen mit Schweinefleisch gäbe, wir Muslime aber aus Glaubensgründen kein Schweinefleisch essen. Außerdem war ich nur halbtags in der Kita. Die Kindergärtnerinnen (so hießen Erzieherinnen damals) mochten mich wohl sehr gern. Ich sei ein ruhiges und vorbildliches Kind gewesen und vor allem hätten sie meine lockigen langen Haare gemocht. An meinem letzten Kindergartentag, bevor ich in die Schule verabschiedet wurde, hatte ich gegenüber meiner Lieblingskindergärtnerin den Wunsch geäußert, mitessen zu dürfen. Diesem Wunsch kamen die Kindergärtnerinnen nach und ich war so froh und stolz, wie man es sich wirklich nicht vorstellen kann. Dies ist eines der wenigen Ereignisse meiner Kindheit, die sich eingeprägt haben.

Nach einigen Jahren in der Dresdner Straße führte uns der Weg eine Straße weiter in eine Wohnung im ersten Obergeschoss. Ich glaube, dass die neue Wohnung an der Schweriner Straße etwas größer und günstiger, aber auch erheblich älter war. Sie war leider auch lange nicht so gut ausgestattet wie die Wohnung davor.

Das Haus dürfte in den Anfängen der 30er- oder 40er-Jahre des 20. Jahrhunderts gebaut worden sein und war von innen stark renovierungsbedürftig. Man darf nicht vergessen, dass Deutschland noch die Nachwirkungen des Zweiten Weltkrieges verarbeitete und noch immer im Wiederaufbau steckte. Natürlich gab es zu diesem Zeitpunkt überwiegend Kohle- bzw. Holzöfen in den Wohnungen. So war es auch bei uns.

Die Treppen und auch das Geländer im Treppenhaus waren aus Holz. Sie knatschten und knirschten laut und mussten gelegentlich gebohnert werden. Der Dachboden war riesig groß und befand sich direkt über unserer Wohnung. Der Fußboden war ebenfalls mit Holzböden beschichtet. Man konnte fast alle Bewegungen auf dem Dachboden in der Wohnung hören. Wenn es abends dunkel war, waren diese Geräusche manchmal erschreckend und gruselig.

Alle Wohnungen hatten Holzböden und am Anfang undichte grün lackierte Holzfenster, die später zum Glück auf ständigen Druck meiner Eltern hin vom Vermieter – einhergehend mit einer überschaubaren Mieterhöhung – erneuert wurden. Da kein Bad vorhanden war, wurde nach und nach ein Zimmer unserer Wohnung zu einem Badezimmer umfunktioniert. Bis dahin haben wir in einer großen Plastikwanne mit einer Kanne geduscht. Das Wasser wurde auf einem Ofen bzw. auf dem Herd aufgewärmt.

Nach einigen Jahren hatten wir dann tatsächlich eine Toilette, ein Waschbecken, eine Badewanne und später dann auch noch einen großen Warmwasserboiler. Sogar unsere Wasserhähne am Waschbecken wurden mit separaten kleinen Boilern darunter beheizt; in der Küche und im Badezimmer.

Vorher befanden sich nur zwei Toiletten im Keller. Nebeneinander, nur durch Leichtbauwände getrennt. Die Kellerräume waren heruntergekommen, der Putz bröckelte von den Wänden, die Wände waren leider auch feucht und kalt und die Decke war niedrig und gewölbt. Dieser Keller war einfach unheimlich, das reinste „Gruselkabinett" für Kinder und vielleicht auch für einige erwachsene Menschen. Anfänglich gab es auch nicht genügend Licht in den Räumlichkeiten. Der Lichtkegel der zwei Deckenlampen im Kellerflur reichte gerade dafür aus, dass man die silbernen Griffe der weiß gestrichenen Türen erkennen konnte, wenn es draußen dunkel war. Ansonsten existierte in jedem Toilettenraum nur ein kleines Fenster nach draußen. Da der Keller sehr tief lag, schien aufgrund der minimalen Größe und der zusätzlichen Vergitterung der Fenster nicht viel Tageslicht in die Toilettenräume hinein.

Ihr könnt euch nicht vorstellen, wie viel Angst ich immer davor hatte, in diesen Keller gehen zu müssen. Am Tag ging es noch, weil auch in den anderen Räumen einige kleine Fenster vorhanden waren, und ich meine Angst vor dem Toilettengang verbergen konnte, aber in der Dunkelheit musste ich begleitet werden. Wenn meine älteren Geschwister keine Lust hatten, mich am späten Abend oder in der Nacht zu begleiten, musste ich stark sein und meine Angst unterdrücken.

Vielleicht war dies der Grund oder zumindest einer von mehreren, aus dem ich bis etwa zu meinem zwölften Lebensjahr gelegentlich Bettnässer war. Vielleicht spielten aber auch andere Lebensumstände eine wesentliche Rolle, wie zum Beispiel die Zeit, in der wir ohne Eltern in der Heimat zurückgelassen worden waren. Darüber habe ich keine Gewissheit, aber es sind naheliegende Vermutungen.

Ich kann euch gar nicht mehr sagen, wann und ob ich diese Angst, allein in den Keller zu gehen, um die Toilette aufzusuchen, jemals überwunden habe. Ich vermute, dass es nicht aufgehört hat, bis eine Toilette in unserem neuen Badezimmer in der Wohnung installiert wurde. Ich weiß aber noch sehr genau, dass es mir äußerst unangenehm war, so lange noch einzunässen, zumal mich meine Geschwister natürlich gern deswegen gehänselt haben. Ich weiß auch noch, dass sowohl meine Geschwister als auch meine Eltern sehr verärgert darüber waren. Schließlich roch es unangenehm und ab einem bestimmten Alter pieschert man ja auch größere Mengen und so große Windeln gab es zu dieser Zeit nicht oder sie waren schlichtweg zu teuer. So wurde ich klassisch mit Tüchern gewickelt und meine Matratze wurde mit einer Plastikfolie überzogen. Naja, näher möchte ich jetzt auch nicht mehr darauf eingehen.

Ich teilte ein Zimmer mit meinem Bruder. Meine beiden Schwestern hatten auch ihr gemeinsames Zimmer, welches zusätzlich als Gästezimmer genutzt wurde. Meine Eltern hatten ebenfalls ein eigenes Zimmer und dann war da noch das große Wohnzimmer, wo sich der Ofen befand. Später wurde auch in dem Zimmer meiner Schwestern ein Ofen installiert, so dass von da an alle Räume beheizt werden konnten. Ein Ofen allein hatte dafür nicht ausgereicht.

Von meiner Mama weiß ich, dass fast alle Räume mehr oder weniger feucht gewesen sind. Weder die Außenwände noch das Dach waren in irgendeiner Weise gedämmt. Geheizt haben wir mit Steinkohle und vor allem mit Holz, das natürlich auch beschafft werden musste. Wir konnten das Holz nicht kaufen und es handelte sich dabei auch nicht um Kaminholz, wie man es heutzutage kennt.

Ich muss sagen, dass ich zwar der Jüngste gewesen bin, aber immer sehr darauf bedacht war, dass es allen gut erging. Ich war stets sehr besorgt. Dabei spreche ich auch nicht nur von meiner Familie. Doch die größte Angst, die immer in mir schlummerte, war die, meine Eltern zu verlieren.

Wenn Baba allein zur Holzbeschaffung in die nahe gelegene Mülldeponie fuhr, hatte ich immer ein elendes Gefühl und auch ein schlechtes Gewissen – aus Angst um Baba –, weil ja etwas hätte passieren können. Also fuhr ich meistens freiwillig mit, um für die Familie Brennholz zu besorgen, da mein Bruder sich gern davor drückte. Manchmal sammelten wir auch Brennbares aus dem Sperrmüll an den Straßen, wobei ich mich jedoch nicht wohl fühlte und deshalb nicht gern dabei war.

Die damalige Mülldeponie war nicht umzäunt oder bewacht, wie es in der heutigen Zeit üblich ist. Sie befand sich in der Nähe eines Dorfes mitten in einem Waldgebiet und war für jedermann einfach zu betreten. Sicherlich war das Betreten der Deponie nicht gestattet, aber es wurde auch nicht verfolgt. Viele Menschen versorgten sich aus dieser Deponie mit Brennholz.

Wir hatten stets eine riesige Axt und eine große Handsäge im Auto. Als ich noch zu klein und zu jung war, hackte und sägte Baba allein, ich trug es dann ins Auto. Später durfte ich dann aber auch Holz hacken und somit „professionelle" Arbeit verrichten.

Das Holz haben wir vor Ort gerade so klein gemacht, dass es in unseren VW-Bus passte, ofenfertig kleingehackt wurde das Holz dann später zu Hause auf dem Hof im Garten. Mein Bruder hat sich auch da gern gedrückt, so dass Baba, meine Schwestern oder ich das erledigen mussten. Das gehackte Holz wurde dann in einem kleinen und in einem großen Schuppen im Garten, nach deutscher Manier sortiert, trocken gelagert.

Es war immer eine harte Zeit, wenn Holz besorgt, gehackt und dann auch noch trocken gelagert werden musste. Schließlich war es nicht leicht, so viele Räume mit zwei Öfen warm zu bekommen, so dass wir immer eine Menge Holz brauchten. Der Winter konnte in

Deutschland bekanntlich lang und hart werden. Gelegentlich haben meine Eltern dann auch mehr Kohle besorgt, da das Holz ja sehr schnell verbrannt war.

Ich kann mich beispielsweise an eine Situation auf der Mülldeponie erinnern, wo sich Baba mit unserem VW-Bus so sehr festgefahren hatte, dass wir nicht mehr aus dem Matsch herauskamen. Es muss an einem Sonntag und zu später Stunde gewesen sein. Es war sehr kalt. Wir haben es eine Ewigkeit versucht, aber nicht geschafft. Die Reifen drehten ständig durch. Was wir auch unter die Räder legten, es wollte uns nicht gelingen, das Auto zu befreien. Es grub sich immer mehr in den Matsch hinein. Wir hatten Panik und Angst davor, dass sich jemand über den Motorenlärm beschweren und die Polizei benachrichtigen könnte. Es waren auch kaum noch andere Menschen da und schon gar nicht mit einem Auto. Damals gab es auch noch keine Handys und anderweitig wussten wir uns auch nicht zu helfen. Die Inanspruchnahme eines Abschleppunternehmens kam uns nicht in den Sinn oder war schlichtweg zu teuer. Erst später wurde Baba Mitglied bei einem renommierten Automobilclub. Ob er aus dieser Erfahrung heraus so entschied, kann ich heute nicht sagen.

Baba holte schließlich, woher auch immer, einen Bauern zu Hilfe, der unseren Bus mit seinem Traktor herauszog. Ich kann mich sehr genau daran erinnern, dass Baba ihm dafür ein Fünf-Mark-Stück übergab.

Meine Eltern waren zu diesem Zeitpunkt Doppelverdiener. Ich denke, dass wir uns auch eine bessere Wohnung hätten leisten können, aber meine Eltern waren immer noch der Ansicht, dass wir unsere Ausgaben tunlichst gering halten sollten. Jahrelang war das die Devise unserer Eltern. Sie wollten innerhalb kürzester Zeit viel Geld sparen, damit wir möglichst bald wieder in die Heimat zurückkehren konnten.

Meine Jugend als „Gastarbeiterkind“

In der Schweriner Straße haben wir sehr lange gewohnt. Ich meine bis etwa 1989. Heute ist diese Straße kaum wiederzuerkennen. Die freien Flächen sind bebaut, andere Häuser wurden teilweise oder komplett renoviert. Manche Häuser wurden ganz abgerissen und die Flächen neu bebaut. Das von uns damals bewohnte Haus steht noch heute. Es wurde saniert und der Gartenbereich wurde neu gestaltet. Vor nicht allzu langer Zeit traf ich unseren damaligen Vermieter. Aufgrund seiner markanten Gesichtszüge habe ich ihn gleich wiedererkannt. Er lebt mit seiner Familie inzwischen selbst in diesem Gebäudekomplex.

In einem großen Kellerraum, gleich die zweite Tür links von der Kellertreppe aus gesehen, haben wir uns damals mit Freunden einen gemütlichen Jugend- bzw. Clubraum hergerichtet. Das Mobiliar haben wir uns vom Sperrmüll zusammen gesucht. Es war aber in Ordnung. Dort haben wir uns oft mit Freunden aufgehalten und herumgealbert. Die Tür haben wir mit einem Hängeschloss versehen, da unsere Eltern dort keinen Zutritt hatten.

Es war eine schöne Zeit und wir wechselten uns unter uns Geschwistern ab. Mal war ich mit meinen Freunden da und mal meine Geschwister mit ihren Freunden. Leider war der Raum kalt und teilweise feucht. Wir konnten ihn auch nur notdürftig mit Kerzen erhellen. Im Winter war daher kaum daran zu denken, sich in diesem Kellerraum aufzuhalten.

Auf dem Dachboden hatte ich einen großen alten Boxsack, mit dem ich oft trainierte. Dieser Boxsack war mit den heutigen Boxsäcken nicht zu vergleichen. Er war nicht sehr stabil und der Inhalt, es war wohl Sand, lief ziemlich schnell aus. Ich denke, dass mein Papa ihn auf dem Sperrmüll gefunden hatte, aber ich war damit zufrieden.

Als Kind habe ich mit meinen Freunden überwiegend Cowboy und Indianer gespielt. Wir spielten auch häufig mit den sogenannten

Wikinger-Autos, kleine, hochwertige und detailgetreue Autos aus Kunststoff. Damals haben wir außerdem gern mit Groschen (Zehn-Pfennig-Münzen) gepiddelt. Dabei ging es darum, einen Groschen aus einer abgesprochenen Entfernung, etwa ein bis drei Meter, so nahe wie nur möglich an eine Wand zu werfen. Wessen Groschen der Wand am nächsten lag, der hatte das Spiel gewonnen und durfte alle geworfenen Groschen behalten. Dann begann ein neues Spiel.

Natürlich stand auch Fußball hoch im Kurs. Wenn die Gruppe nur aus wenigen Spielern bestand, spielten wir bei den Garagen in der Nachbarschaft. Es handelte sich dabei um etwa acht bis zehn nebeneinanderstehende Garagen. Der Boden war gepflastert. Manchmal gab es von den Mietern oder Eigentümern dieser Garagen Ärger, weil wir den Ball gegen die Garagentore schossen.

Damals spielten wir mit dem Ball auch „Ausbooten". Dabei ging es darum, den Ball aus der Luft anzunehmen und ein Tor zu erzielen. Ein Garagentor war dann das Tor. Derjenige, der daneben schoss oder einen Fehler beim Torschießen machte, musste dann im Tor stehen.

Mit etwa 12 oder 13 Jahren trat ich in einen Fußballverein ein und spielte bis zu meinem 24. Lebensjahr in verschiedenen Vereinen. Ich verteidigte entweder als linker oder rechter Verteidiger oder als „Libero" (letzter Mann vor dem Torhüter). Den „Libero" gibt es in dieser Form beim heutigen Fußball nicht mehr. Da ich sehr sportlich war, habe ich auch andere Sportarten ausprobiert. Ich habe es neben dem Fußball mit Leichtathletik, Boxen, Aikido und Tischtennis versucht. Tischtennis habe ich ab der fünften Klasse regelmäßig und leidenschaftlich, sogar einigermaßen gut, in den Pausen oder auch nachmittags auf dem Schulhof gespielt.

Mit einigen Freunden besuchte ich außerdem regelmäßig das Jugendzentrum in einer Hochhaussiedlung. Dort hingen wir nicht nur ab, sondern lernten, Musikinstrumente zu spielen. Ich brachte mir das Schlagzeugspielen bei, wobei es dort auch einen Jugendbetreuer gab, der sehr musikalisch war und diverse Instrumente spielen konnte. Dieser Mann brachte uns allen verschiedene Instrumente bei.

Zeitweise hatten wir sogar eine Vier-Mann-Band. Mit dieser Band traten wir auf Hochzeiten oder anderen kleinen Festivitäten auf. Wir beherrschten die Instrumente zwar nicht wirklich gut, aber es reichte für die kleinen Auftritte. Außerdem wirkte ich in einer türkischen Folkloregruppe mit, in der ich definitiv eine gute Figur machte. Das Tanzen machte mir wirklich sehr viel Spaß. Aber je älter wir wurden, desto weniger interessant wurde für viele das Tanzen, so dass sich die Gruppe auflöste.

Meine Eltern waren stets darauf bedacht, dass wir in einem normalen sozialen Umfeld mit vielen deutschen Nachbarn wohnten. Unser Haus wurde zwar überwiegend von ledigen Migranten bewohnt, doch ansonsten war die Wohngegend solide und es wohnten fast keine weiteren Ausländer in den nahegelegenen Straßen. Dieser Fürsorge gingen meine Eltern in den späteren Jahren noch intensiver nach. Sie waren der Meinung, das würde unserer Entwicklung nur zugutekommen. Heute weiß ich, dass sie Recht hatten und dass es absolut die richtige Entscheidung war. Allein für unsere sprachliche Entwicklung und für den Gewinn kultureller Erlebnisse war es von unschätzbarem Wert, dass wir mehr mit den Deutschen als mit den Mitbürgern ausländischer Herkunft zu tun hatten.

Ich hatte sehr viele Freunde und ich war immer sehr hilfsbereit, zuvorkommend und höflich zu meinen Mitmenschen. Schwächeren Freunden und Bekannten habe ich in jeglicher Art und Weise geholfen, meist bei den Hausaufgaben und bei Behördengängen oder beim Ausfüllen von behördlichen Vordrucken oder anderweitigen Antragsformularen. Sowohl Freunde als auch Bekannte, die in meinem Alter waren, aber auch ältere Menschen baten mich um Unterstützung. Ich half den Menschen mit Leidenschaft, denn es tat mir gut, wenn ich die Freude der Menschen miterleben durfte.

Zugegeben, ich hatte eine Zeit, in der ich anderen sogar bei körperlichen Auseinandersetzungen zur Seite stand, aber immer nur innerhalb eines für mich vertretbaren Rahmens. Das tat ich nur dann, wenn sie zu Unrecht körperlich misshandelt oder anderweitig geärgert bzw. gedemütigt wurden. Von der vierten bis zur zehnten Klasse war ich dafür bekannt, für Schwächere einzustehen. Danach kam das nur noch vereinzelt und in wirklich extremen Situationen vor.

Es war eigentlich nicht unbedingt mein Naturell, mich körperlich mit anderen auseinanderzusetzen. Vorher habe ich immer gewissenhaft versucht, Konflikte mit Worten zu regeln. Doch wenn die Kommunikation nicht den erhofften Erfolg brachte, mussten eben die Fäuste fliegen. Ich möchte aber direkt klarstellen, dass ich kein Schläger war und dass es auch nicht die Regel war, dass ich mich mit irgendwelchen Jungs geprügelt habe. Doch ich war ein Gerechtigkeitsfanatiker und habe mir eingeredet, dass ich mich für das Wohl der Schwächeren einsetzen müsse. Selbstverständlich ist mir bald bewusst geworden, dass dies nicht der richtige Weg gewesen ist.

Es gab eine Familie in unserer unmittelbaren Nachbarschaft, die finanziell nicht so gut betucht war. Ich glaube, es handelte sich um eine acht- bis zehnköpfige liebenswerte deutsche Familie. Gelegentlich habe ich aus dieser Familie ein bis drei kleinere Kinder zu uns nach Hause zum Essen eingeladen. Sie taten mir leid. Sie sahen meist heruntergekommen und vernachlässigt aus. Es war aber eine sehr nette und auch hilfsbereite Familie. Meine Mama fand mein Verhalten ganz süß, betonte aber, dass ich die Kinder nicht immer zu uns einladen könne.

Meine Mama berichtete mir einmal davon, dass sie gemeinsam mit meinen Schwestern diverse Sachen für eine türkische Feierlichkeit gebacken und für den übernächsten Tag vorbereitet hatte. Am Tag vor der Feier hätte ich sturmfrei gehabt und einige Freunde eingeladen. Gemeinsam mit diesen Freunden hätte ich fast die Hälfte der vorbereiteten Köstlichkeiten weggefuttert. Ich kann mich nicht daran erinnern, aber es soll ganz schön Ärger für mich gegeben haben.

Meine lieben Kinder, ich möchte euch mit diesen Geschichten sagen, dass ich kein „Monster" war und natürlich auch heute nicht bin. Im Gegenteil, ich setze mich heute wie damals stets für die Schwächeren ein und bin weiterhin hilfsbereit. Das war immer eine innere Befriedigung für mich selbst. Natürlich tat und tut mir eine spürbare Anerkennung meines Gegenübers gut. Selbstverständlich wünschte ich mir im Gegenzug, dass ich auch immer Hilfe bekommen würde, wenn ich sie brauchte, oder ich zumindest erkennen könnte, dass man versucht, mir zu helfen. Ich habe allerdings festgestellt, dass in der heutigen Gesellschaft immer mehr Menschen zum Egoismus tendieren.

Weil ich meiner geliebten Mama einmal sagte, dass ich niemals zur Miete wohnen möchte, hat sie mir mit zwölf Jahren ein Sparbuch angelegt. Zu jenem Zeitpunkt begann ich, mit Nebenjobs (Zeitungen und Zeitschriften austragen sowie älteren Menschen beim Einkauf oder Holzhacken helfen u. ä.) mir Taschengeld zu verdienen und für mein späteres Eigenheim zu sparen. Zeitweise übte ich auch die Tätigkeit eines Übersetzers aus. Nach dem Erwerb meines Führerscheins habe ich auch für einen Croque-Laden Croques ausgefahren.

Fast das gesamte Ersparte zahlte ich dann Woche für Woche oder Monat für Monat auf mein Sparbuch ein. Sehr selten habe ich mir mal etwas Schönes gegönnt. Ich achtete penibel darauf, dass ich das Geld schnell einzahlte, damit ich nicht der Versuchung unterlag, es anderweitig und eventuell unnötig auszugeben. Heute möchte ich euch nicht sagen, dass dieser Weg der beste gewesen ist, aber für mich war zu jener Zeit eben genau das wichtig und richtig.

Auch als ich mit meiner Ausbildung begann, verzichtete ich auf Discobesuche, Alkohol und Drogen; ich sparte stattdessen mein Geld. Dies bewährte sich, als ich mit 24 Jahren mit meinem schwer Ersparten und einem Zuschuss von meinen Eltern, mein erstes Grundstück kaufen und dann darauf unser Haus bauen konnte.

Baba hatte eigentlich immer den Wunsch geäußert, dass mein Bruder und ich eine Ausbildung zum Kfz-Mechaniker absolvieren sollten, um daraufhin den Meistertitel zu erlangen. Wir sollten uns anschließend mit einer Werkstatt selbständig machen, schließlich sei dieser Beruf in der Öffentlichkeit sehr angesehen und man könne in der Kfz-Branche auch viel Geld verdienen. Er war darüber hinaus der Ansicht, dass der Beruf des Kfz-Mechanikers ein krisensicherer Job sei, denn er sei weltweit anwendbar und anerkannt. Baba hat mit seinen Gedanken ganz bestimmt Recht gehabt, aber weder mein Bruder noch ich hatten Interesse an diesem Berufszweig, so dass wir diesen Wunsch Babas nicht verwirklicht haben. Mein Bruder studierte BWL und VWL und ich entschied mich für eine Laufbahn als Finanzbeamter im gehobenen Dienst. Wir beide haben die Entscheidung für unsere Berufswege nie bereut.

In der Schule hatte ich aufgrund meiner mangelnden Sprachkenntnisse der deutschen Sprache, gerade in den ersten beiden Schulklassen, erhebliche Schwierigkeiten. Ich war Legastheniker und habe Unterstützung in Form von Hausaufgabenhilfe erhalten. Meine großen Sprachschwierigkeiten wurden in den Zeugniskonferenzen der ersten und zweiten Schulklasse thematisiert und in meinen Zeugnissen aufgeführt. Daraus resultierte, dass ich die zweite Klasse einmal wiederholen musste.

Man darf nicht vergessen, dass meine Eltern keine ausreichende Schulbildung in der Türkei genießen konnten. Aufgrund ihrer fehlenden Kenntnisse der deutschen Sprache konnten sie uns in Deutschland erst recht nicht bei unserer Schulausbildung helfen bzw. begleiten. Diese fehlende Unterstützung darf man nicht unterschätzen.

Die Probleme mit der deutschen Sprache legten sich ab der dritten Klasse langsam, nur die Rechtschreibschwierigkeiten blieben zunächst bestehen. Irgendwann, es muss in der fünften oder sechsten Klasse gewesen sein, habe ich mir fest vorgenommen, etwas aus meinem Leben zu machen und daher mehr für die Schule zu tun. Vor allem war es mir wichtig, der täglich auftretenden und stetig und erkennbar steigenden Diskriminierung der Minderheiten und somit der Ausländerfeindlichkeit und dem Rassismus entgegen zu wirken. Denn schon damals äußerten gewisse Gruppierungen, dass „Ausländer" den deutschen Männern die Frauen und Arbeitsplätze wegnähmen und aufgrund der unterschiedlichen Kultur und Religion nicht zu Deutschland gehören würden. In meinen jungen Jahren fühlte ich mich gekränkt und verletzt, wenn ich so etwas gelesen, gehört oder gar miterlebt habe.

Ich habe mich damals dazu entschlossen, mit meinem Verhalten, meinem Charakter, meiner Hilfsbereitschaft und meinen schulischen Leistungen dazu beizutragen, den deutschen Bürgern zu zeigen, dass Ausländer grundsätzlich nicht böse oder schlecht in der Schule sind oder miserable Charaktereigenschaften haben. Ich wollte mich sozusagen als ein positives Beispiel für ein „Gastarbeiterkind" darstellen.

Dafür musste ich mich nicht verstellen, denn diese Eigenschaften waren tatsächlich mein Naturell. Nur durfte ich nicht von diesen positiven Eigenschaften abschweifen oder mich durch „falsche" Freunde beeinflussen lassen. Die Versuchungen durch ein negatives Umfeld waren allgegenwärtig und der ständig steigende Frust über die Nichtanerkennung der Minderheiten war Gift für einen Jugendlichen aus einer anderen Kultur mit weniger Chancen auf dem Arbeitsmarkt.

Das unerreichbar erscheinende Ziel erlangte ich mit dem Besuch des Gymnasiums ab der siebten Klasse. Ich hatte zwar trotz guter schulischer Leistungen lediglich eine Realschulempfehlung, doch ich konnte mich mit meinem Willen und meinem Ziel vor Augen durchsetzen, so dass Baba mich auf dem Gymnasium anmeldete. Es war wohl ein ungeschriebenes Gesetz gewisser Lehrerschaften, „Gastarbeiterkinder" maximal für den Besuch einer Realschule zu empfehlen. Diese Praxis änderte sich erst mit dem Beginn der 1990er-Jahre. Jedenfalls konnte ich meine Rechtschreibschwäche auf dem Gymnasium fast komplett beheben und meine Deutschkenntnisse erheblich ausbauen, so dass ich im Fach Deutsch schließlich zu den Besten gehörte.

Später wechselte ich wieder auf die Realschule, von wo ich mich mit einem vorbildlichen erweiterten Sekundarabschluss I zunächst ins Berufsleben verabschiedete. Auf dem Gymnasium hatte es einen Rechtsruck gegeben, dem ich nicht mehr standhalten konnte. Die Diskriminierungen wurden hauptsächlich von zwei Lehrern ausgeübt, die dafür sorgten, dass meine Noten sich in ihren Fächern deutlich verschlechterten. Ich sollte die achte Klasse wiederholen. Doch ich entschied mich dafür, dem Rassismus an dieser Schule den Rücken zu kehren, auch weil es zu der damaligen Zeit generell nicht gern gesehen wurde, wenn „Gastarbeiterkinder" ein Gymnasium besuchten, egal wie gut die Noten waren.

Nach erfolgreicher Beendigung meiner ersten, handwerklichen Berufsausbildung erhielt ich nach einem erneuten Schulbesuch mit dem Beenden der zwölften Klasse meine Fachhochschulreife. Zwischenzeitlich gab es immer wieder Schwierigkeiten mit ausländerfeindlichen Lehrern, doch diese konnte ich durch engagierte und verständnisvolle Mitschüler sowie durch normal denkende und vorbildliche Lehrer kompensieren.

Natürlich bekam ich es auch außerhalb der Schule mit ausländerfeindlichen Sprüchen oder ähnlichem zu tun; diese hielten sich jedoch im Rahmen. Ich bin mir sicher, dass dies daran lag, dass ich mich zu verteidigen wusste; ich meine hiermit die Verteidigung mit den Mitteln des gesprochenen Wortes, der verbalen Auseinandersetzung. In diesen Fällen scheute ich keinerlei Konfrontationen. Ich beherrschte die deutsche Sprache sehr gut, ich besuchte einen anerkannten Schulzweig, hatte guten Umgang mit gebildeten Menschen und kannte mich in meinen Rechten und Pflichten einigermaßen gut aus. Außerdem engagierte ich mich sowohl bei der Arbeiterwohlfahrt als auch beim Diakonischen Werk. Somit tanzte ich schon zu der damaligen Zeit ein wenig aus der Reihe, in positivem Sinne natürlich.

Die Kultur meiner türkischen Herkunft belebte ich in den regelmäßigen Familienurlauben. Bis zur Erkrankung meines geliebten und geschätzten Babas Anfang der 90er-Jahre fuhren wir jedes Jahr in den Sommerferien gemeinsam in die Türkei. Meistens für vier bis sechs Wochen.

Nachdem Baba in den 70er-Jahren seinen Führerschein erworben hatte, kaufte er sich gleich einen braunen Ford Taunus. Ich meine, dass das Auto ein schwarzes Dach hatte. Mit diesem Ford fuhren wir vier Kinder und meine Eltern in die Türkei. Ich glaube, mich daran erinnern zu können, dass Baba – verständlicherweise – sehr unsicher fuhr. Dennoch gelangten wir unfallfrei in die Türkei.

Bei seinem zweiten Fahrzeug handelte es sich um einen grünen Ford Consul, in dem wir ein wenig mehr Beinfreiheit hatten. Später kaufte sich Baba nur noch VW-Busse, wodurch wir alle viel mehr Platz hatten. Ich muss erwähnen, dass alle genannten Autos immer mit einem Gepäckträger versehen waren. Bei den Gepäckträgern handelte es sich um Sonderanfertigungen, weil diese einiges an Gewicht auszuhalten hatten. Ich bin mir sicher, dass wir immer überladen waren. Einmal wurden wir sogar mit einem unserer VW-Busse von der Polizei kontrolliert. Ich meine, es war auf der Autobahn in der Nähe von Kassel, auf den Kasseler Bergen. Wir kamen die Berge auf der Autobahn nur mit etwa fünfzig oder sechzig Stundenkilometer hoch. Das dürfte aufgefallen sein.

Da wir unter anderem eine Einbauküche auf dem Dachgepäckträger geladen hatten, war das Fahrzeug mit mehreren hundert Kilo überladen. Baba hatte das Schlimmste befürchtet und versuchte daher, uns Kinder vor dem Wiegen aus dem Auto zu schleusen. Das flog natürlich auf, so dass das Gesamtgewicht des Fahrzeuges nachgewogen wurde. Es gab eine saftige Geldstrafe und Punkte in Flensburg, die gerade erst 1974 eingeführt worden waren. Dennoch durften wir unseren Weg in die Türkei fortführen.

Ich meine sogar, dass wir in diesem Jahr auf der Fahrt von der Türkei nach Deutschland eben diesen Gepäckträger verloren hatten. Der Träger war auf der Rückfahrt zwar nicht mehr so schwer beladen, aber er hatte durch das zu hohe Gewicht auf der Hinfahrt sehr gelitten. Baba hatte es wohl versäumt, diesen in der Türkei vernünftig reparieren zu lassen.

Wir fuhren immer über Österreich, Jugoslawien und Bulgarien in die Türkei. Es muss sich um etwa 3500 Kilometer Straßenstrecke bis zu unserem Geburtsort gehandelt haben. Die Straßen waren vor allem in Jugoslawien, Bulgarien und der Türkei nicht besonders gut ausgebaut. Sie hatten teilweise tiefe Löcher oder es handelte sich lediglich um feste Sandstraßen. In diesen Ländern gab es so gut wie keine Autobahnstrecken. Ich erinnere mich an diverse Straßen, an denen es nicht einmal Begrenzungen zu tiefen Abgründen gab. Eine Leitplanke sah man in diesen Ländern fast nie.

Wir waren etwa drei Tage und drei Nächte ununterbrochen unterwegs. Lediglich, um zu tanken oder zu essen, hielten wir an. Geschlafen haben wir einige wenige Stunden im Auto. Später, als auch meine ältere Schwester und dann auch noch mein Bruder den Führerschein erwarben, schliefen zwei Fahrer und einer fuhr, so dass wir mehr oder weniger durchfuhren, um möglichst schnell in der Heimat zu sein. Aber auch, weil man damals Angst vor Übergriffen haben musste.

Das sind die schönen Erinnerungen an meine Jugend. Ich bin stolz auf das, was ich in so jungen Jahren erreicht habe. Mein Leben lang habe ich für das, was ich erreicht habe, hart, ehrenhaft und teilweise unter gefährlichen Umständen gearbeitet. Nichts von dem, was ich erreicht habe, war unehrlich verdient, erschlichen oder schmarotzt. Nie. Zu keinem Zeitpunkt.

Natürlich bin ich Risiken eingegangen, wie zum Beispiel bei den hohen Darlehen für die Immobilien, die ich bis heute und noch lange darüber hinaus abzahlen muss. Diese Risiken bin ich für meine Ziele, meinen Stolz, mein Ego und nicht zuletzt für meine Kinder eingegangen. Sie sollten es sowohl in ihrer Kindheit als auch im weiteren Verlauf ihres Lebens gut haben. Sie sollten unbeschwert und unbekümmert ihr Leben leben können.

In meinen eigenen jungen Jahren habe ich zu keiner Zeit daran gedacht, dass es weitaus wichtigere Dinge im Leben gibt als eine finanzielle Absicherung, nämlich Gesundheit, Liebe und Freude. Ich war noch sehr jung und musste im Laufe der vergangenen Jahrzehnte noch so viele Dinge des Lebens erleben und erlernen.

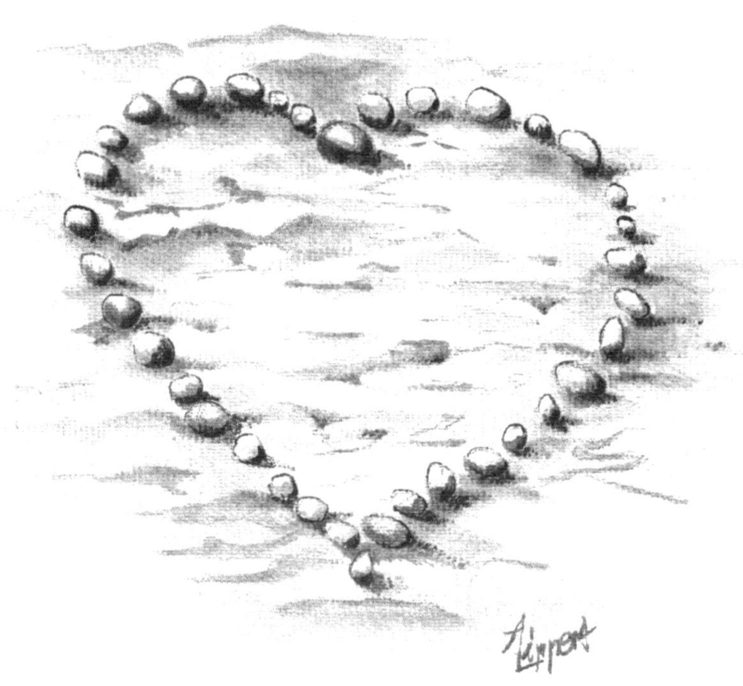

Eine große Jugendliebe

Ich kann nicht behaupten, dass eure Mutter ein furchtbarer Mensch gewesen ist, als wir zusammenlebten. Nein, das war sie nicht. Sie hat sich gut um euch gekümmert. Auch um den Haushalt. Sie konnte gut kochen und war auch sonst um viele Dinge bemüht. Sie zeigte zum Beispiel Respekt gegenüber meiner Familie, insbesondere gegenüber meinen Eltern. Das kann ich wirklich bestätigen.

Wir haben uns in einer Schule kennengelernt. Dort gab es zweimal in der Woche nachmittags Türkischunterricht. Der speziell aus der Türkei entsandte Lehrer, der den Türkischunterricht durchführte, wurde damals von der deutschen Regierung zwecks Rückführungsvorbereitungen nach Deutschland geholt und von der deutschen Regierung finanziert.

Die zweite Generation der sogenannten „Gastarbeiter" sollte nach dem „Anwerbestopp" auf ihre Rückkehr in die Heimat vorbereitet werden. Man nannte es Remigration und für die Rückkehrer gab es ein sogenanntes Abschiedsgeld (Abfindungszahlung) und man hatte zusätzlich die Möglichkeit, sich die Rentenversicherungsbeiträge auszahlen zu lassen.

Ich kann mich wirklich nicht mehr so genau erinnern, in welcher Höhe sich dieses Abschiedsgeld bewegte. Ich weiß aber, dass es kein großer Anreiz war, Deutschland zu verlassen. Es lohnte sich lediglich für diejenigen, die die Rückkehr in die Heimat sowieso in Betracht gezogen hatten. Ihre Entscheidung wurde durch diese Einmalzahlung erleichtert und beschleunigt, denn die Auszahlung des Abschiedsgeldes war zeitlich begrenzt.

Der Plan der damaligen Kohl-Regierung ging jedenfalls nicht auf, da verhältnismäßig wenige Migranten die bezahlte Rückkehr in Anspruch nahmen. Außerdem gab es seitens der damaligen Opposition auch Gegner dieser ominösen Rückführungsstrategie, die das Ganze letztlich zum Kippen brachten. Ich meine sogar, mich zu entsinnen, dass einige dieser Heimat-Rückkehrer nach einigen Jahren oder Monaten erneut nach Deutschland kamen. Wie sie das formell geschafft haben, weiß ich nicht, zumal ihre Aufenthaltstitel keine Gültigkeit mehr hatten.

Als ich eure Mutter kennenlernte, waren wir etwa 14 und 15 Jahre alt. Da wir aus kulturellen und religiösen Gründen offiziell keine Beziehung führen durften, taten wir es heimlich. Außerhalb des Schulunterrichts konnten wir uns kaum sehen. Der Türkischunterricht fand lediglich zweimal in der Woche für eineinhalb Stunden statt. Wenn sich doch mal eine Möglichkeit ergab, uns anderweitig zu sehen, mussten wir uns vor der Öffentlichkeit verstecken, irgendwo im Hinterhof oder an anderen abgelegenen Orten.

Ihr müsst wissen, dass es zu dieser Zeit weder Computer noch Handys gab. Ich kann mich an die sogenannten Walkmans (mit Kassetten) erinnern; die Vorgänger von MP3-Playern. Wenn wir uns etwas zu sagen hatten und wir uns nicht sehen konnten, dann haben wir uns Briefe geschrieben. Die Absprachen, die wir trafen, als wir uns sahen, mussten, soweit es ging, eingehalten werden, da wir nicht die Mittel hatten, uns anderweitig abzusprechen oder Verabredungen zu verschieben. Gelegentlich nutzten wir eingeweihte gemeinsame Freunde als „Mittelsmänner", die uns Änderungen mitteilten. Unsere Freunde haben uns auch die oben genannten Briefe zukommen lassen.

Die Gefahr des „Erwischt-Werdens" war groß, weil ihre Eltern sehr streng und teilweise kontrollsüchtig waren. Daher entwickelten wir ein eigenes Alphabet mit Hieroglyphen. Ihr könnt euch gar nicht vorstellen, wie viele Stunden das Verfassen eines einseitigen Briefes mit diesem neu erfundenen Alphabet anfangs gedauert hat. Im Laufe der Zeit wurden wir aber sicherer und auch immer schneller. Dann fiel uns der Umgang mit unserer Geheimschrift so leicht wie mit dem normalen Alphabet auch.

Ich habe eure Mutter nach etwa zwei bis drei Jahren des „Zusammenseins" gebeten, mich zu heiraten. Ich wollte nicht länger warten. Wir waren uns beide schließlich sicher, dass wir zusammen gehören und dass wir früher oder später heiraten würden, und wir hatten es beide satt, uns vor unseren Eltern und der Öffentlichkeit zu verstecken. Zumal nach und nach immer mehr Freunde und letztlich auch einige unserer Geschwister von unserer heimlichen Beziehung erfahren hatten.

Die Wahrscheinlichkeit, dass sich unsere Beziehung in unserem weiteren Freundes- und Bekanntenkreis herumsprach, war ab einem bestimmten Zeitpunkt recht hoch. Ihr könnt euch sicherlich vorstellen, dass unser Ruf und die Ehre eurer Mutter Schaden genommen hätten, wenn plötzlich irgendwelche Gerüchte, wahr oder nicht wahr, in der Öffentlichkeit aufgetaucht wären.

Zu meinem Erstaunen war eure Mutter zunächst gegen eine so frühe Heirat, doch, als nach einigen Wochen meine Eltern für mich mehrfach bei ihren Eltern um ihre Hand anhielten, konnte und wollte sie sich nicht mehr dagegen wehren.

Sowohl ihre als auch meine Eltern waren von Anfang an eigentlich gegen diese Eheschließung. Die Gründe für diese Ablehnung kann ich gar nicht mehr so genau benennen, daher lasse ich es lieber, bevor ich etwas Falsches schreibe. Fakt war jedoch, dass ich drei ältere Geschwister hatte, die eigentlich nach der traditionellen Rangordnung noch vor mir hätten heiraten müssen; zumindest meine beiden Schwestern. So lauteten die Sitten unserer Kultur, die unsere Eltern in Deutschland weiter pflegten. Auch eure Mutter hatte noch eine ältere Schwester und einen älteren Bruder, die unverheiratet waren. Somit hatte sie das gleiche kulturelle Problem. Nach langem Hin und Her und dem Einverständnis meiner Geschwister, wurden meine Eltern von nahen Freunden und Verwandten davon überzeugt, dass es der vernünftigste Weg für eure Mutter und mich sei. Schließlich kam es zur Verlobung und im August 1987 zur standesamtlichen Eheschließung samt Hochzeitsfeier. Die Trauung durch den Hodscha aus der Gemeinde unserer Moschee verband uns einige Wochen später auch nach islamischem Recht. Eure Mutter war zu diesem Zeitpunkt 18 und ich 19 Jahre alt.

In den Jahren, in denen wir bei meinen Eltern wohnten, mussten wir den größten Teil ihres Verdienstes traditionsgemäß Baba überlassen, so wie es meine Schwestern ebenfalls taten. Warum die Frauen ihr Geld abgeben mussten, kann ich nicht genau sagen. Ich denke, dass wir Männer einfach freier und selbstständiger sein durften und sollten. Ein weiterer Grund könnte sein, dass sie zu jener Zeit deutlich mehr verdient hat als ich mit meinem Auszubildendengehalt. Zugegeben, das hätte man ein wenig anders regeln können, aber zu der damaligen Zeit war es in Ordnung. Glaubt mir, dies war nicht nur in unserer Familie Sitte, auch andere Großfamilien haben es so oder so ähnlich gehandhabt. Meine Eltern haben natürlich dafür gesorgt, dass es eurer Mutter an nichts fehlte. Sie erhielt unter anderem ihre Wunschkleider zu besonderen Anlässen und fast jährlich Goldschmuck in jeglicher Form.

Eure Mutter hält mir immer wieder vor, dass ich es beruflich niemals soweit geschafft hätte, hätte sie mich nicht unterstützt. Es ist wahr, dass eure Mutter hart in einer Firma arbeitete, während ich die Schulbank drückte oder meine Ausbildungen absolvierte. Ich akzeptiere jedoch nicht den Vorwurf, dass ich es ohne sie nicht geschafft hätte. Schließlich habe ich neben der Schule immer gejobbt und außerdem waren meine Eltern da, die mich sicherlich finanziell unterstützt hätten. Auch während meiner Ausbildung habe ich nebenher einen Minijob gehabt.

Wahr ist, dass eure Mutter keine Ausbildung machen konnte, weil meine zweite Ausbildung, im Öffentlichen Dienst, im Vordergrund stand. Ich meine aber, dass sie sich auch zu keiner Zeit ernsthaft darum bemüht hat. Ich streite nicht ab, dass sie das Thema Ausbildung einige Male ansprach. Ich glaube, dass sie sich damals für den Ausbildungsberuf der Arzthelferin oder Krankenpflegerin interessierte. Doch ich denke, dass sie stark genug gewesen wäre, ihren Willen durchzusetzen, wenn sie es denn tatsächlich in Erwägung gezogen hätte.

Es war eigentlich auch unser gemeinsames Ziel, dass eure Mutter baldmöglich aufhören sollte zu arbeiten. Schließlich sollte jemand für euch da sein, wenn ihr aus dem Kindergarten oder aus der Schule kamt. Ich glaube sogar, dass es regelrecht in meinem Sinne war, dass eure Mutter zu Hause blieb.

Gewiss habe ich sowohl in der Ehe mit eurer Mutter als auch ganz bestimmt in der kurzen Zeit eurer Erziehung Fehler begangen. Ich kann euch nur immer wieder vor Augen führen: Vergesst bitte nicht, dass ich zu diesem Zeitpunkt noch sehr jung und in manchen Dingen unerfahren, vielleicht sogar überfordert war. Vielleicht war es auch so, dass eure Mutter in ihren jungen Jahren in ihrem familiären Zusammengehörigkeitsgefühl einfach weiter entwickelt war als ich.

Im Februar 1987 habe ich mit finanzieller Unterstützung meines Bruders meinen langersehnten Führerschein erworben. Der Führerschein war damals gerade erst rosafarben geworden. Noch einige Monate zuvor war er grau und in einem größeren Format ausgestellt worden.

Eure Mutter und ich wohnten in der Schweriner Straße im selben Haus wie meine Eltern und Geschwister. Ich hatte im Erdgeschoss links eine leer gewordene Eineinhalb-Zimmer-Wohnung für uns angemietet und mit Freunden renoviert. Ich steckte sehr viel Herzblut in diese Wohnung. Sie bekam sogar ein Badezimmer, was vorher nicht vorhanden war. Das Ziehen der neuen Wände gestaltete sich schwierig, da der Fußboden aus Holz bestand. Die ersten eigenhändig gemauerten Wände hielten darauf leider nicht. Beim zweiten Versuch war ich dann schlauer und entfernte entlang der geplanten Mauer den Holzfußboden.

Die meiste Zeit verbrachten wir bei meinen Eltern und Geschwistern im ersten Obergeschoss. Lediglich zum Schlafen gingen wir nach unten in unsere Wohnung. Im Nachhinein ist mir bewusst geworden, dass wir schon zu diesem Zeitpunkt unabhängiger von meinen Eltern hätten sein müssen.

Als meine Eltern 1989 nach langem Zureden endlich ein Reihenhaus in Remagen kauften, zogen wir gemeinsam mit meinen Eltern und Geschwistern in das Haus ein. Als mein Bruder später heiratete, zog auch seine Ehefrau mit bei uns ein. Natürlich wurde das Objekt von allen, die arbeiteten und Geld verdienten, mitfinanziert; schließlich wohnten wir ja auch alle in diesem Haus. Baba unterstand als Familienoberhaupt die Familienkasse, er war zuständig für die Einnahmen und Ausgaben jeglicher Art. Mein Bruder und meine ältere Schwester übernahmen das Organisatorische für alles, was formell erledigt werden musste. Im Nachhinein muss ich zugeben, dass das Zusammenleben mit meinen Eltern und auch mit meinen Geschwistern die falsche Entscheidung war und sicherlich nicht gut für unsere Beziehung gewesen sein dürfte, weil wir alle so unterschiedlich waren. Aber es war nun mal vom Familienoberhaupt, meinem geliebten Baba, und auch von meiner Mama so gewünscht. Diesem Wunsch widersprachen wir nicht und so wohnten wir mit drei Familien unter einem Dach.

Später bist du, meine liebe Tochter, genau wie deine Cousine dort einige Jahre aufgewachsen. Natürlich war das Verhältnis zwischen den im Haus lebenden Frauen nicht immer rosig, wobei ich zugeben muss, dass sich eure Mutter sehr oft nur von ihrer schönsten und besten Seite gegenüber meinen Eltern und Geschwistern gezeigt hat, auch wenn es ihr teilweise sehr schwer gefallen sein dürfte. Dies wird ihr von meiner Mama und auch von mir noch heute sehr hoch angerechnet. Eure Mutter war speziell Baba gegenüber sehr loyal und zuvorkommend, was ich als sehr positiv empfand.

Auf Drängen eurer Mutter und auch weil ich die Unannehmlichkeiten in einer Großfamilie in einem gemeinsamen Haushalt erkannte, was aber nun einmal unserer Kultur entsprach, entschloss ich mich schweren Herzens zu dem Schritt, gegen den Willen meiner Eltern mit dir, Prinzessin, und eurer Mutter auszuziehen. Dieser Schritt fiel mir wirklich außerordentlich schwer, da ich wusste, dass meine Eltern nicht wollten, dass wir sie „allein" zurückließen. Es war für alle absehbar, dass auch mein Bruder mit seiner Familie bald ausziehen würde. Meine Schwestern hatten inzwischen auch geheiratet und bereits vor uns das elterliche Haus verlassen. Doch unser Plan war, meinen Kindheitswunsch umzusetzen, also ein Haus zu bauen und in ein Eigenheim zu ziehen.

Als ich den Bau unseres Hauses in Koblenz plante, war mir bewusst, dass ich viel Unterstützung von Freunden und Bekannten benötigen würde. Da ich aufgrund meiner vielen Hilfsaktionen und meines Bekanntheitsgrads in Koblenz nicht daran zweifelte, genügend Helfer zu finden, ging ich zuversichtlich an die Sache heran.

Nach dem Beginn des Hausbaus im Jahre 1993 wurde ich jedoch schnell eines Besseren belehrt. Von den vielen sogenannten Freunden, die zunächst ihre Hilfe anboten, es waren sicherlich bis zu dreißig Personen, verblieb lediglich eine Handvoll wahrer Freunde. Da diese mir nun jedoch – mehr als geplant – unter die Arme greifen mussten, weil so viele Helfer weggefallen waren, verloren diese dann auch irgendwann die Lust am Helfen.

Unter denjenigen, die wegfielen, befand sich leider auch mein Bruder, der mich wirklich sehr oft im Stich ließ. Zu seiner minimalen Verteidigung muss ich aber erwähnen, dass ich nicht weiß, in welcher Krise er zu jener Zeit vielleicht gesteckt hat oder ob es wirklich nur seine Faulheit gewesen ist. Jedenfalls habe ich ihm längst verziehen.

Glücklicherweise gab es in meinem Ausbildungsbetrieb einige Kollegen, die mir hin und wieder auf der Baustelle halfen. Ich bin ihnen bis heute zu Dank verpflichtet, denn ihr Verhalten war nicht selbstverständlich. Ein deutscher Arbeitskollege hat mir ganz besonders auf der Baustelle geholfen. Er hatte nie Lust dazu, dennoch tat er es und manchmal bis spät in den Abend hinein. Er war ein wahrer Freund und wusste, dass er im Gegenzug auch immer auf meine Hilfe setzen konnte.

Fairerweise muss ich erwähnen, dass der ältere Schwager eurer Mutter, also der Ehemann ihrer älteren Schwester, auch viele Stunden auf der Baustelle verbrachte, obwohl dieser einen schweren Job hatte. Auch ihm gilt hier mein besonderer Dank.

Wie bereits geschildert, befand ich mich während der Bauphase in meiner zweiten Ausbildung, so dass ich neun Monate lang fast jeden Tag nach der Arbeit oder nach der Schule auf der Baustelle war. Das ging immer bis zehn Uhr abends oder Mitternacht. Am nächsten Morgen ging es dann wieder zur Arbeit oder in die Schule, wo ich zu lernen hatte. Teilweise habe ich auch nach meinem Aufenthalt auf der Baustelle in der Nacht noch für Klausuren oder Prüfungen gelernt.

Es kam aber auch vor, dass ich das Lernen komplett missachtete. Mal ging es gut und mal spiegelte es sich in einer nicht so guten Note einer Klausur wider. Letztlich habe ich aber auch diese Ausbildung gut abgeschlossen.

Irgendwann, ich kann gar nicht mehr sagen, wann es genau war, bin ich bei der Arbeit früh am Morgen zusammengebrochen. Mein Körper konnte nicht mehr. Ich wurde mit einem Krankenwagen ins Krankenhaus eingeliefert, wo ich erst gegen zwei Uhr mittags zu mir kam und realisierte, wo ich mich befand und was mit mir geschah. Es war ein Schwächeanfall aufgrund von Überarbeitung.

Ich wusste aber, dass am späten Nachmittag die Fertigdecke, für welches Geschoss, weiß ich nicht mehr, für das Haus geliefert und montiert werden sollte. Ich entließ mich entgegen der Anordnung der Ärzte aus dem Krankenhaus, so dass die Decke wie geplant ohne Verzögerung geliefert und fertig gestellt werden konnte.

Was auch immer geschah, welchen Hürden und Schwierigkeiten ich auch gegenüber stand, das Haus ist fertig geworden. Ich habe mir damals allerdings geschworen, nie wieder ein Haus mit den eigenen Händen zu bauen, denn es hat sehr viel Nerven, Energie und vor allem viel meiner natürlichen Haarfarbe gekostet.

Wenn ich früher von Freunden angerufen wurde und diese mich brauchten, ließ ich zu Hause alles stehen und liegen, um ihnen zu helfen. Trotz des daraus resultierenden Stresses mit Baba verließ ich das Haus und habe auch sonst immer alles dafür getan, meinen Mitmenschen zu helfen. Da ich aber mit dem Hausbau von sehr vielen Bekannten und sogenannten Freunden allein gelassen wurde, nahm ich mir vor, nicht mehr jedem gerecht werden und jedem helfen zu wollen und dabei auch noch meine eigenen Bedürfnisse beiseite zu schieben. Ich habe mittlerweile gelernt, dass es selten wahre Freunde gibt, die auch in schlechten Zeiten zu einem stehen.

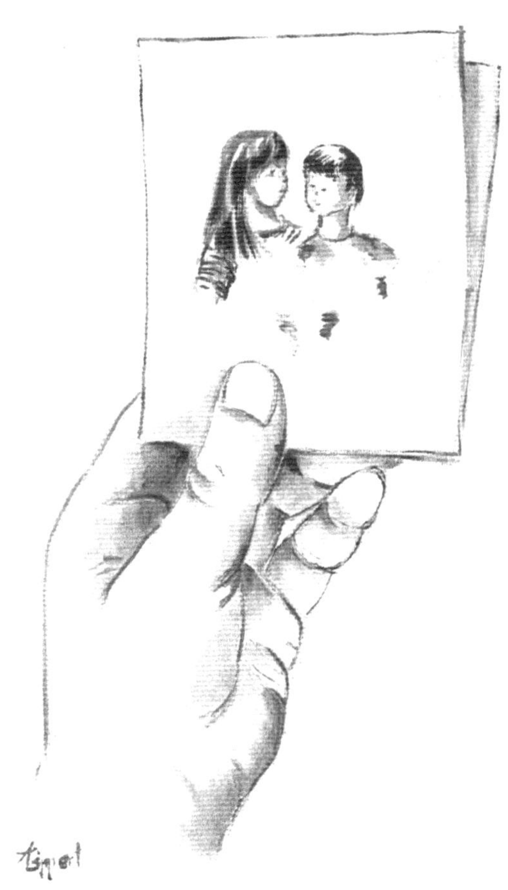

Wenn die Mutter dem Vater die Liebe seiner Kinder nimmt

Glaubt mir bitte, die Trennung von euch ist mir wahrlich nicht leicht gefallen. Ich habe die Traurigkeit in euren so wunderschönen Augen gesehen. Euch zu verlassen, war kein einfaches Weggehen – nein, es war ein Gefühl der Hilflosigkeit und des Alleinseins, es war der Weg ins Ungewisse. Ich wusste zu keinem Zeitpunkt, ob ich das Richtige tue. Ich wusste nicht, was euch und mich erwarten würde. Ich wusste nicht, wie das Ganze zu Ende gehen würde und vor allem wusste ich nicht, was ich ohne euch beiden machen sollte. Ich hatte absolut keinen Halt mehr. Eure Mutter hat zumindest euch gehabt. Ich hatte nur mich selbst – allein mit meinen Gefühlen und Gedanken. Ich wusste aber eines: Mit eurer Mutter war es mir einfach nicht mehr möglich, fröhlich und harmonisch zusammen zu leben. Die täglichen Auseinandersetzungen mit ihr taten weder ihr noch mir und vor allem euch beiden in keiner Weise gut.

Einer der Gründe, warum ich mich von eurer Mutter trennte, war, dass keine Liebe mehr da war. Wir hatten in vielen Dingen unterschiedliche Meinungen und waren keine Einheit mehr, wenn wir es denn jemals gewesen waren. Ich habe es gehasst, dass sie so laut sprach und ihre Wortwahl oft nicht angebracht war. Dieses Geschrei, wenn sie sauer war. Diese obszönen und teilweise auf Türkisch gebrüllten Beschimpfungen, wie „Hurensohn", „Sohn eines Esels", „Missgeburt", „Ich spucke auf deinen hoffentlich baldigen Tod, du bist nur Dreck und gar nicht existent für deine Kinder!", um nur einige zu nennen. Sie fluchte und verfluchte mich. Sie weinte dabei viel.

Du hattest mir einmal gesagt, mein Sohn, dass es doch normal sei, dass eine Mutter so viel schreie und fluche, das sei doch in jeder Familie so. Du sagtest dies aus Überzeugung. Ich kann dir aber sagen, das ist definitiv nicht so. Nicht jede Mutter flucht und schreit – nicht so häufig, nicht in dieser Art und Weise und schon gar nicht, wenn kleine Kinder dabei sind. Natürlich rasten Mütter und Väter ab und zu aus, aber nicht ständig und auch nicht in diesem Ausmaß.

Natürlich habe ich auch meinen Beitrag dazu geleistet, weil ich mit der Ehe und eventuell auch mit dem so frühen Vatersein überfordert war. Auch ich habe eure Mutter angeschrien und beschimpft. Ich gebe diesbezüglich niemandem die Schuld, angefangen zu haben, doch wir konnten einfach nicht mehr aufhören und nicht mehr zusammen leben.

Wie grausam es für einen Vater ist, seine Kinder zurück zu lassen, in der Ungewissheit, wie die väterliche Bindung dies verkraften werde, kann ich gar nicht so richtig in Worte fassen. Wie werden meine Kinder damit umgehen, dass ich sie verlasse? Was werden sie über mich denken? Werden sie mich in ihren Herzen und Gedanken behalten? Werden sie meine Entscheidung akzeptieren und mich weiterhin als ihren Vater betrachten? Es war wirklich schwer für mich, zu gehen.

Eure Mutter wird behaupten, dass sie sich von mir getrennt hat. Dem war aber nicht so. Ich habe mich von ihr getrennt. Sie hat daraufhin jedoch meine Koffer vor die Tür gestellt und die Scheidung eingereicht. Ich vermute, sie hat gehofft, dass ich es mir noch einmal überlegen werde, wenn es ernst wird. Das war legitim und nachvollziehbar. Nur gab es für sie kein Zurück, weil ich der Scheidung zustimmte.

Bei meinem Auszug aus unserem gemeinsamen Zuhause habe ich alles bis auf meine Kleidung zurückgelassen – wirklich alles! Nichts haben wir geteilt. Sogar den gesamten Goldschmuck der Hochzeit und andere wertvolle Gegenstände habe ich eurer Mutter überlassen. Ich wollte, dass es euch gut geht. Und eines müsst ihr euch immer klar machen: Mein Verhältnis zu eurer Mutter hatte zu keinem Zeitpunkt etwas mit meiner Liebe zu euch beiden zu tun.

Wahrscheinlich hätten eure Mutter und ich uns Hilfe holen müssen. Eine Eheberatung haben wir beide jedoch nie in Erwägung gezogen. Und ich fühlte mich stark genug, die Trennung ohne psychologischen Beistand durchzustehen. Doch immer wenn ihr mich nach der

Trennung besucht habt und etwas länger bei mir bleiben wolltet, gab es Stress mit eurer Mutter. Ihr durftet eure Freude oder euer Glück nicht zeigen, wenn ihr Spaß mit mir hattet. Eure Mutter verlor sonst völlig die Fassung. Diese Situation wiederholte sich immer und immer wieder.

Zugegeben, es gab auch Momente, in denen mir eure Mutter sagte, dass ich mehr für euch tun müsste, mich mehr um euch bemühen sollte. Sie gab mir aber keinen Rat, wie ich das anstellen könnte, obgleich ihr unter ihrem Einfluss standet und sie euch besser kannte. Es wäre für sie ein Leichtes gewesen, mir diesbezüglich unter die Arme zu greifen. Doch sie machte keinerlei Vorschläge, weil sie es eigentlich nicht wollte und sie hätte auch niemals zugelassen, dass ihr mich liebt.

Sie hat mir oft damit gedroht, dass sie mit allen Mitteln dafür sorgen werde, dass ihr mich als Vater missachten und gar nicht anerkennen würdet. Dieses Manöver wiederholte sie immer und immer wieder. Ich habe sie in dieser Hinsicht ernst genommen, denn ich hatte sehr schnell erkannt, welche Macht eure Mutter besitzt, wenn es um die Steuerung eurer Emotionen geht. Es gab Tage, an denen ich das niederschmetternde Gefühl hatte, dass sie ihr Ziel bereits ziemlich bald nach der Trennung erreicht hatte.

Ich werde diese Drohung, dass sie mir die Liebe meiner Kinder nimmt, mein Leben lang nicht vergessen. Auch wenn ich es wollte, könnte ich sie weder verdrängen noch vergessen. Sie hat sich regelrecht in mein Gehirn gebrannt. Ich habe Einiges von ihr zu hören bekommen, aber nichts hat mich so sehr getroffen wie die Ankündigung, dass meine Kinder mich vergessen und hassen werden und dass sie dafür sorgen werde, dass unsere Kinder nur sie lieben werden. Auf den Schmerz, den ich bei diesen Worten und Gedanken empfinde, brauche ich wohl nicht näher einzugehen. Es fehlen mir sowieso die geeigneten Worte für die Schilderung dieser unerträglichen und so tief sitzenden Gefühle.

Es fällt mir auch schwer, meine Gedanken und Erinnerungen zu sortieren. Manche Erinnerungen an die Vergangenheit und meine damaligen Versäumnisse sind mit so großen Schmerzen verbunden, dass ich sie sofort verdränge – immer noch. Dinge, die mit euch zu tun hatten und mir weh taten musste ich jahrelang von mir schieben, um mich vor Krankheiten oder noch schlimmeren Folgen zu schützen. Sonst wäre ich im höchsten Maße depressiv geworden. Wer hätte euch dann in schwierigen Situationen helfen und euch finanziell unterstützen sollen? Zumal mein Konto überwiegend mit Darlehensschulden belastet war und ihr genau diese Schulden hättet übernehmen müssen, wenn mir etwas zugestoßen wäre.

Ich muss zugeben, dass mich viele verbale Angriffe eurer Mutter tief getroffen haben. Wenn sie der Meinung war, dass sie mich nicht erreichen konnte, dann hat sie euch als schwerste, unfairste und zutiefst verletzende „Waffe“ gegen mich eingesetzt. Sie wusste von Anfang an, wie sensibel ich diesbezüglich war und dass sie mich mit euch ganz besonders treffen konnte. Ihr wart für sie das geeignete Mittel, mein Glück als Vater zu zerstören.

Ich hätte dafür Sorgen müssen, dass sie keine Gelegenheit bekommt, mich vor euch so schlecht darzustellen, indem ich euch viel öfter zu mir hätte nehmen und euch genau das Gegenteil hätte zeigen müssen. Ich weiß allerdings nicht, ob es etwas bewirkt hätte, da ihr nun einmal die meiste Zeit bei eurer Mutter verbracht habt und unbeschreibliche Angst hattet, sie zu verlieren. Genau diese Gefühle hat sie ausgenutzt und euch im höchsten Maße manipuliert.

Natürlich wurde auch ich weich, wenn sie mir ihre Hilflosigkeit und Einsamkeit vorspielte und dabei sehr intensiv weinte, um ein bestimmtes Ziel zu erreichen. Meistens ging es um Geld. Manchmal war mir bewusst, dass sie etwas erreichen wollte, aber ich spielte mit, weil es mein Gewissen ein wenig beruhigte, wenn ich sah, dass es ihr dann plötzlich wieder besser ging. Schließlich ging es euch auch besser, wenn ich sie zufrieden stellen konnte.

Diese Spielchen gehörten zur Tagesordnung. Doch der Schritt eurer Mutter, wegen des Unterhalts für dich, mein Sohn, einen Rechtsanwalt zu konsultieren, hat mir den letzten Anstoß zu der Entscheidung gegeben, von eurer Mutter endgültig Abstand zu nehmen. Zum ersten Mal nach der Trennung baute sich spürbarer Hass in mir auf. Bis dahin hatte ich sie immer noch als Mutter meiner geliebten Kinder gewürdigt. Ich wollte nicht heimtückisch über sie denken und schon gar nicht sprechen. Ich habe mir immer wieder eingeredet, dass sie euch beide allein aufzieht und ihr sicherlich nicht immer bewusst war und ist, was sie euch und mir in den Jahren nach der Trennung angetan hat.

Doch bei dieser schwerwiegenden familiären Angelegenheit, die ich im Folgenden einordnen werde, waren bis heute so viele Gefühle, Rückschläge und Ungerechtigkeiten, Gemeinheiten und eventuell sogar Kalkül seitens eurer Mutter im Spiel, dass ich einfach nicht den Willen aufbringen kann, ihr jemals zu verzeihen. Dabei spielt es keine Rolle, wie es ihr dabei erging – ihr, unsere Kinder, hättet nicht die Leidtragenden sein dürfen.

Wir hatten uns bis zu diesem Wendepunkt unserer Trennungsgeschichte finanziell immer geeinigt. Sie konnte auch stets zufrieden sein, denn sie erhielt immer mehr, als ihr zustand. Aber wahrscheinlich war es zu leicht verdientes Geld. Sie musste nicht einmal viel dafür tun; nur ein wenig an das schlechte Gewissen des gebrochenen Vaters appellieren und schon lagen die Scheine bar auf der Hand oder das Geld floss aufs Konto.

Dieses Mal hatte sie nicht zu Ende gedacht. Sie tappte in eine finanzielle Falle, die sie sich selbst gestellt hatte. Meine Enttäuschung und mein Unmut gründeten an jenem einschneidenden Tag nicht darin, dass meine Exfrau mehr Geld für meinen kleinen Jungen haben wollte. Nein! Vielmehr ging es darum, welchen Weg sie dabei einschlug. Am Ende musste ich fast 10 Jahre nach der Scheidung und fast 13 Jahre nach der Trennung ein weiteres Mal die Hosen herunterlassen. Als Unterhaltzahlender ist man gesetzlich verpflichtet, alle Einnahmen und Ausgaben anzugeben und zu belegen – auch gegenüber der Exfrau. Glaubt mir: Es ist ein absolut mieses und erniedrigendes Gefühl, wenn man dazu gezwungen wird, sich bis zum Äußersten zu offenbaren.

Warum ist das so ungerecht geregelt? Warum muss man einen bereits verletzten und gebrochenen Mann gegenüber seiner Exfrau noch erniedrigen und demütigen? Reicht es nicht, wenn die Anwälte bzw. die Ämter die Zahlen und Fakten auf dem Tisch haben und der Mann der Frau das Geld für die Kinder in der amtlich festgelegten Höhe überweist?

Ich musste alle Versicherungen, alle Konten und Spareinlagen darlegen. Ich musste mich eurer Mutter gegenüber komplett offenbaren. Als Gegenleistung durfte ich nichts über sie erfahren. Rein gar nichts. Sie war nicht mal dazu verpflichtet, mir Zeugnisse oder Ähnliches von euch per Post zukommen zu lassen. Ich sei doch schließlich der Vater und könne mich selber darum kümmern, war ihr Kommentar. Und all das nur, um im letzten Jahr vor deinem 18. Geburtstag, mein Prinz, einhundert Euro mehr Unterhalt im Monat zu bekommen.

In finanziellen Angelegenheiten war das stete Argument eurer Mutter, sie habe kein Geld, da sie nur halbtags arbeite und sich um die Belange meiner Kinder kümmern müsse. In diesen Fällen seid ihr plötzlich meine Kinder gewesen. Aber nur dann. Ansonsten seid ihr immer ihre Kinder gewesen, schließlich würdet ihr bei ihr leben. Ihre nicht gerade originelle und oft genutzte Formulierung traf mich immer ins Herz, so dass ich meist das Nachsehen hatte. Natürlich war ich in dieser Hinsicht berechen- und angreifbar. Das hat sie stets zu ihren Gunsten genutzt.

In der Vergangenheit hatte ich nicht auf das Geld geschaut, mir ging es nur darum, dass es euch gut geht. Es sollte euch möglichst an nichts fehlen. Dafür habe ich gerne auf Urlaub verzichtet. Ich war sowieso fast nur mit meiner Arbeit beschäftigt, weil sie mir Ablenkung bot und ich gut abschalten konnte. Das war für mich absolut in Ordnung so. Es ging mir gut, wenn ich wusste, dass ihr euch hier und da etwas leisten konntet.

Doch mit der Konsultation eines Rechtsanwalts in der Hoffnung auf ein paar hundert Euro hat mich eure Mutter nicht nur in meiner Ehre verletzt. Sie wollte die Aktion auf Kosten unserer gemeinsamen unschuldigen Kinder, nämlich euch, durchziehen und euch vor Gericht als Zeugen benennen – gegen mich, euren Vater. Ab diesem Tag sah ich mich gezwungen, einen anderen Weg zu beschreiten.

Ich möchte, dass euch der Rahmen der Situation bewusst wird und schildere euch daher zunächst den Sachverhalt der finanziellen Scheidungsfolgen: Zum Zeitpunkt der Scheidung – so die Berechnungen der Anwälte – hätte eure Mutter einen maximalen Anspruch auf 15.000 bis 20.000 Euro Einmalzahlung gehabt, zuzüglich des monatlichen Kindesunterhalts für euch zwei. Ich habe ihr jedoch euretwegen zwei Wohnungen im Wert einer sechsstelligen Eurosumme schuldenfrei überschrieben. Die Schulden für diese Immobilien zahle ich noch heute ab, während die Wohnungen selbst einen enormen Wertzuwachs erfahren haben. Des Weiteren überließ ich jedem von euch ein Postbank-Sparbuch mit je einem vierstelligen Eurobetrag sowie Fonds bei einer anderen Bank, jeweils in derselben Höhe. Das Geld war für euren Führerschein oder für eure schulische Ausbildung gedacht. Hinzu kommt noch, dass ich bis etwa 2010 eure Nebenkosten (außer Strom- und Telefonkosten) getragen habe.

Unser Haus, das ich während meiner zweiten Ausbildung gebaut hatte, bestand aus zwei Wohneinheiten. Die Wohnung im Obergeschoss war ursprünglich für meine Eltern vorgesehen. Sie zogen aber nie in diese Wohnung ein, so dass ich sie von Anfang an vermietet habe. Die Wohnung im Erdgeschoss haben wir zunächst zusammen bewohnt, seit der Trennung gehört sie eurer Mutter. Eines Tages forderten mein Mieter und eure Mutter, dass eine vernünftige Wärme- und Wasserabrechnung mit entsprechenden Zählern durch eine Firma aufgestellt werden sollte, damit jeder seinen tatsächlichen Anteil der Kosten übernehmen könne. Dies sei nur gerecht. Bis zu diesem Zeitpunkt hatten die beiden Wohnungen lediglich Hauptzähler und ich rechnete pauschal ab. Eure Mutter hatte mir zugesichert, dass sie ihre Nebenkosten dann selbst übernehmen würde. Ich habe beide Parteien vor höheren Nebenkostenabrechnungen gewarnt, da die Heizkörper und die Wasseranschlüsse mit Zählern versehen werden mussten und die Verwaltung dieser Zähler auch bezahlt werden müsste.

Es kam so, wie es kommen sollte und wie ich es eigentlich auch befürchtet hatte. Schließlich weiß ich, was ich all` die Jahre an Nebenkosten gezahlt habe. Beide Parteien waren schockiert und wollten zunächst keinen Cent zahlen, weil die Nebenkostenabrechnung sehr hoch ausfiel. Beide Parteien hatten eine vierstellige Nachzahlung zu begleichen, was mein Mieter – im Gegensatz zu eurer Mutter – schließlich tat.

Ich möchte eurer Mutter keinen Vorsatz unterstellen, aber es war schon klar, wo das Ganze enden würde. Bis auf 450 Euro, die sie euretwegen kürzte, zahlte sie. Es folgten noch fünf Vorauszahlungen je in Höhe von 50 Euro für das nächste Abrechnungsjahr. Danach kam nichts mehr, ohne Ankündigung, ohne Begründung.

Ein Jahr später kam also die zweite böse „Überraschung": die Nebenkostenabrechnung 2012/2013. Weil die geleisteten Vorauszahlungen, wie abzusehen war, zu gering waren, musste eure Mutter erneut eine vierstellige Summe nachzahlen. Als Grund für die Zahlungsverweigerung führte sie nun die ungepflegte Hecke an. Ich ließ die Hecke also, in Rücksprache mit eurer Mutter, kürzen, doch sie sagte dazu, dass ihr die Hecke egal sei und dass sie einfach nichts bezahlen werde. Im Nachhinein hat sie mich bezüglich der Hecke auch noch auf Schadensersatz verklagt, weil ich sie verunstaltet hätte. Kann man sich das vorstellen? Das Verfahren hat sie verloren.

Die Gerichtsverhandlung wegen der höheren Unterhaltsforderung konnte ich glücklicherweise direkt abwenden, so dass ihr zu meiner großen Erleichterung nicht vor Gericht erscheinen musstet. Doch es war Zeit für mich, die Zelte meines alten Lebens vollends abzubrechen.

Ihr könnt euch nicht vorstellen, wie schwer mir der Verkauf der vermieteten Wohnung in Koblenz gefallen ist. Das Haus war schließlich der Stolz meiner noch so jungen Jahre. Viele Stunden, Tage, Wochen und Monate hatte ich auf der Baustelle verbracht. Dieser Verkauf war jedoch für meine Psyche und letztlich für den Erhalt meiner

Gesundheit enorm wichtig, da ich den Kontakt zu eurer Mutter abbrechen musste.

Nun musste eure Mutter ihre Wohnung aus eigener Kraft halten. Sie hätte es gern gesehen, wenn ich ihr den Erlös für die andere Wohnung gegeben hätte. Sie äußerte diesen Wunsch tatsächlich. Irgendwann bot sie mir sogar lächelnd an, mir ihre Wohnung für unverschämt viel Geld zu verkaufen. Sie habe keine Lust, sich um den Verkauf zu kümmern. Ihr könnt euch nicht vorstellen, wie sehr sie mich mit diesem beschämenden Angebot getroffen hat. Nun sollte ich ihr die noch verschuldete Wohnung abkaufen und mich dadurch noch mehr verschulden – für ein und dasselbe Objekt. Könnt ihr meinen Unmut und meine Wut verstehen? Natürlich wusste ich, dass sie sich niemals finanziell an der Rückzahlung der Schulden beteiligt hätte, obwohl sie es mir bei der Trennung eigentlich versprochen hatte.

Eure Mutter erwähnte nie, dass ich finanziell viel mehr für euch übernommen habe als ich es je hätte tun müssen. Nicht mit einem Wort. Sie fragte mich auch nie, wie es mir mit der ganzen Trennungssituation ging oder ob ich vielleicht die Nähe meiner Kinder bräuchte – niemals. Stattdessen war sie immer sehr gut darin, mich als Übeltäter und unfähigen Vater darzustellen. Leider verbreitete sie dieses Gerücht auch in ihrem offensichtlich kritiklosen Umfeld. Schlimmer noch, auch euch gegenüber muss sie mir über Jahre übel nachgeredet haben. Anders kann ich mir unsere heutige Situation nicht erklären.

Mir ist bewusst, dass ihr wahrscheinlich gar nicht verstehen könnt oder auch nicht wollt, dass auch eure Mutter Fehler begangen hat, weil ihr bis zum heutigen Tag die große Angst in euch tragt, eure Mutter zu verlieren, wenn ihr sie beschuldigen würdet. Das hat sie euch immer spüren lassen. Dabei wäre eine wechselseitig faire Kommunikation zwischen eurer Mutter und mir für eure seelische und körperliche Entwicklung so immens wichtig gewesen, auch für die Eltern-Kind-Beziehung. Diese Erkenntnis und den Wunsch nach Zusammenhalt trotz Trennung, zumindest in eurer Anwesenheit, konnte ich jedoch zu keinem Zeitpunkt mit eurer Mutter austauschen.

Es ist mir sehr wichtig, dass ihr und auch eure Mutter endlich versteht, dass wir alle nicht ausschließlich aufgrund der Trennung als solcher leiden. Vielmehr rührt unser Leid daher, dass sie sich so negativ verhält. Ihre diversen gegen mich gerichteten Beschuldigungen belasten unser Miteinander und machen es fast unmöglich. Sie macht euch zum Spielball zwischen uns Eltern und somit zu den Leidtragenden dieser unerträglich lang anhaltenden Nachscheidungsphase. Ihr – meine Prinzessin und mein Prinz – sollt unbedingt wissen, dass ich mich vehement dagegen gewehrt habe, aber eure Mutter war zu keinem Zeitpunkt bereit, euch von unseren Streitigkeiten und Auseinandersetzungen fernzuhalten. Das sage ich euch hier in aller Ehrlichkeit.

Dass ich euch finanziell nicht im Stich gelassen habe, kennzeichnet meine große Liebe zu euch. Ich hätte ausschließlich meine rechtlichen Verpflichtungen übernehmen und die Füße hochlegen können. Das war aber zu keinem Zeitpunkt mein Interesse. Ich wollte mehr für euch tun und die finanzielle Unterstützung, die ich für euch leistete, war das Einzige, was ich stressfrei für euch tun durfte. Die Gewissheit, dass es euch finanziell gut ging, beruhigte mich und linderte meine Sehnsucht nach euch ein klein wenig.

Ja, ich war derjenige, der sich aus verloren gegangener Liebe von eurer Mutter trennte. Doch sie war diejenige, die mich aus dem Haus warf. Unser gemeinsamer Anwalt hat mich damals gewarnt, doch ich hörte nicht auf ihn und überließ eurer Mutter, wie bereits beschrieben, die Immobilien. Damals war ich der Ansicht, dass sie es verdient hätte. Heute denke ich definitiv nicht mehr so. Wie sie nun einmal war, schrie und fluchte sie sogar im Anwaltsbüro herum. Unser Anwalt musste sie mehrfach darauf hinweisen, dass mein Angebot mehr als nur fair und ausreichend sei. Selbstverständlich musste ich ihn allein bezahlen. Obwohl meine Exfrau aus dem Nichts heraus Eigentümerin zweier Wohnungen geworden war – schuldenfrei, wie ich nicht oft genug betonen kann.

Eigentlich wollte ich die kleinere Wohnung, die ich kurz nach unserer Trennung erworben und nur kurze Zeit bewohnt hatte, euch beiden überschreiben. Da ihr jedoch noch minderjährig wart und der bürokratische Aufwand und die zu erwartenden Kosten daher unverhältnismäßig hoch geworden wären, habe ich diesen Gedanken wieder verworfen. Schließlich seid ihr sowieso unsere Erben.

Mir ist bewusst und das möchte ich hier mit Ausdruck erwähnen: Eure Mutter ist grundsätzlich kein herzloser Mensch. Aber sie hat sehr oft die Grenzen zwischen Fairness und Boshaftigkeit überschritten. Letztlich hätte sie als Mutter erkennen müssen, dass der Weg, für den sie sich entschieden hat, nicht der beste für euch, unsere Kinder, war. Warum konnte sie sich nicht von ihren mütterlichen Gefühlen leiten lassen? Sie hat den Weg zu den Ämtern oder zum Gericht auf sich genommen, wenn sie finanziell bei mir nicht weiter kam. Warum konnte sie keine behördliche Hilfe in Anspruch nehmen, als es darum ging, die Beziehung ihrer Kinder zu deren Vater aufrechtzuerhalten? Sie wollte die Kinder für sich allein haben und hatte vielleicht die unbegründete Angst, ihre Kinder auch noch zu verlieren. Dabei kannte sie mich eigentlich gut genug, um zu wissen, dass ich ihr unsere Kinder niemals weggenommen hätte. Damit habe ich nie gescherzt oder gar gedroht. Zu keinem Zeitpunkt wäre es mir in den Sinn gekommen, euch, meinen Kindern, die Mutter zu nehmen, auch wenn ich manchmal dachte, dass ihr bei ihr nicht unbedingt die bestmögliche Erziehung genossen habt. Allein der Gedanke daran, dass ich Schuld daran hätte, dass ihr ohne eure Mutter leben müsstet, lässt mich schaudern. Eine gesunde Mischung zwischen ihrer und meiner Erziehung wäre die bestmögliche Erziehungsmethode gewesen. Allein ein gesunder Kontakt der Kinder zu beiden Elternteilen ist schon für alle Parteien der richtige Weg.

Ich kann euch nicht einmal sagen, ob eurer Mutter klar ist, welche psychischen Belastungen und daraus resultierende Störungen sie euch beiden, mir und letztlich auch sich selbst zugefügt hat. Ich glaube, dass sie nicht in der Lage ist, dieses Unrecht zu erkennen, geschweige denn dieses Unrecht jemals wieder gutzumachen.

Es ist so unfair. So absolut sinnlos und ungerecht. Es hätte nicht so weit kommen dürfen. Eure Mutter und ich hätten vernünftige Absprachen treffen müssen. Doch die sich ständig wiederholenden, harten verbalen Attacken auf die bereits so sensible und durch die Sehnsucht erkrankte Seele eines Vaters, der eigentlich nur seinen Seelenfrieden mit sich und seiner Vergangenheit, die Beendigung des ungewollten und unnötigen Krieges mit seiner Exfrau und vor allem den Frieden mit seinen so sehr geliebten Kindern suchte, konnten nicht all´ die Jahre ohne Schaden an mir vorüber ziehen. Zumal sie mir ihre Botschaften oft indirekt durch euch übermitteln ließ.

Es kam in meinem Leben selten vor, dass ich wünschte im Erdboden versinken zu dürfen. Aber solche Momente waren es, die mich dermaßen ins Herz trafen, dass sich alles um mich herum drehte und ich nicht mehr der sein wollte, der ich war. Ich musste mir einreden, dass es nicht deine Worte waren, geliebte Prinzessin, sondern dass meine Exfrau aus ihnen sprach – auch aus deinen Handlungen. Es kommt doch nicht von ungefähr, dass du für jedermann sichtbar ein großes Tattoo mit dem Namen und dem Geburtsdatum deiner Mutter auf dem Unterarm trägst. Du hast es mir absichtlich und sehr stolz präsentiert. Das Tattoo hat seine erhoffte Wirkung nicht verfehlt. Ich glaube aber nicht, dass dir tatsächlich bewusst gewesen ist, welch üble Gefühle diese Präsentation des Tattoos in mir hervorgebracht hat. Ich kann mir einfach nicht vorstellen, dass du deinen Vater gezielt so sehr verletzen wolltest. Auch jetzt kommt dieses Gefühl wieder hoch und es tut einfach nur weh. Ich habe mich in jenem besagten Moment so niedergeschlagen, schmutzig und unbeholfen gefühlt, dass ich am liebsten vor Traurigkeit im Jenseits verschwunden wäre.

Es war auch unbeschreiblich schlimm für mich, dass alles, was ich mit einem von euch besprach, von eurer Mutter gegen mich verwendet und mit schlimmsten Anfeindungen und Racheäußerungen unterstrichen wurde. Ich konnte mich einfach keinem von euch anvertrauen, ohne danach die bösen Worte des Anderen abzubekommen. Egal, was ich tat oder versuchte, es wurde mir in irgendeiner Weise negativ ausgelegt oder als zu wenig deklariert. Mein Prinz, du hast dich überwiegend zurückgehalten und dich nur sehr selten geäußert.

Aber auch bei dir war zu erkennen, dass es nicht immer deine eigenen Gedanken und Worte waren, die du gegen mich verwendet hast.

Das Verhalten eurer Mutter beschämt mich. Doch auch für meine eigenen Verfehlungen schäme ich mich. Ich weiß im Nachhinein, dass es sowohl feige als auch falsch von mir war, dass ich den Kontakt zu euch gescheut habe, weil ich den verbalen und emotionalen Terroraktivitäten eurer Mutter nicht gewachsen war und ich die Angst hatte, psychisch zugrunde zu gehen. Ich habe Fehler begangen, von denen ich sicherlich einige hätte vermeiden können, wenn ich erfahrener und vielleicht auch charakterlich stärker gewesen wäre. Doch eines durfte ich nie vergessen: Sie befand sich in einer anderen Position.

Eure Mutter hatte „Macht" über euch, meine Kinder, und sie suchte regelrecht nach einer Verfehlung meinerseits, um sie gegen mich zu verwenden. Sie hatte mehrmals geäußert, ich solle das Sorgerecht für euch abgeben. Glücklicherweise besaß ich noch ein gesundes Maß an Intelligenz, so dass ich meine Grenzen im Umgang mit eurer Mutter kannte.

Es ist mir wohl bekannt, dass eure Mutter ebenfalls einen harten und langen Leidensweg hinter sich hat. Es ist aber nicht meine Aufgabe und es ist mir auch gar nicht möglich, ihre Empfindungen hier zu formulieren und als Gegenbeispiel darzustellen. Es ist nun einmal Teil unseres Schicksals, dass man mit gewissen Geschehnissen allein fertig werden muss und sie nicht mehr mit seinem Ex-Partner teilen kann. Ich musste für mich einen Weg aus der Tragödie herausfinden und eure Mutter musste das auch für sich tun. Wir beide waren in dieser Situation auf uns allein gestellt, ohne den früheren Partner als Unterstützung an der Seite zu haben.

Doch warum mussten wir uns dabei so viel nehmen? Warum mussten wir so viel verpassen? Warum ließ sie mich nur kurzfristig wissen, dass sie plant, dich, unseren Kleinen, beschneiden zu lassen und das auch noch in ihrer Heimatstadt in der Türkei, wo sie doch genau wissen musste, dass ich da nicht einfach auftauchen konnte, weil ich dort unter dem Druck ihrer gesamten Familie gestanden hät-

56

te? War das eiskalte Berechnung, um mich bloß zu stellen oder hoffte sie, dass ich dort auftauchte, damit ich den Frust ihrer Familie zu spüren bekäme? Oder denke ich vielleicht doch zu negativ? Ich weiß es nicht. Ich weiß nur, dass wir die Beschneidung nach gegenseitiger Absprache auch in Deutschland hätten durchführen können. Schließlich hatten wir in Deutschland gemeinsame Bekannte und auch du, mein Sohn, hattest schließlich deine Freunde in Deutschland. Stattdessen war ich danach wieder der böse Papa, weil ich bei der Beschneidung und der anschließenden Feier nicht anwesend war.

Nach dem enormen Druck meiner Familie und vor allem, weil ihr beide mir so sehr gefehlt habt, habe ich zwei- oder dreimal versucht, mich mit eurer Mutter zu einigen und weiterhin mit euch zusammenzuleben. Es endete aber stets in Auseinandersetzungen und lautstarken Streitigkeiten, oftmals in eurer Anwesenheit. Das alles wollte ich nicht mehr. Ich musste erkennen, dass die Situation sowohl euch als auch mich nur noch unglücklicher machte. Es blieb nur die Alternative der endgültigen Trennung.

Die Trennung von euch beiden war so unbeschreiblich schmerzvoll, dass ich sie bis heute nicht überwunden habe. Manchmal überwältigen mich meine Trauer und meine Schmerzen in der Tiefe meines Herzens, so dass ich das Gefühl habe, jeden Augenblick in Ohnmacht fallen zu müssen.

Ich mag gar nicht daran denken, wie es euch wohl ergangen ist, wenn eure Freunde nach eurem Vater fragten. Was habt ihr denen wohl geantwortet? Wie habt ihr auf diese Fragen reagiert? Was habt ihr gefühlt? Ich schäme mich dafür, dass ich euch in solch beklemmende Situationen bringen musste.

Mein Unvermögen: Bitte verzeiht!

So aktiv ich im aufbauenden Teil meines Lebens war, so gelähmt war ich nach unserer Trennung. Ich habe in dieser Zeit viele Fehler gemacht und bin mit den Fehlern der anderen auch nicht richtig umgegangen. Ihr hättet so viel Liebe und Zuneigung, Aufmerksamkeit und Nähe von mir verdient! Ich konnte sie euch bisher nicht bieten. Das ist so unbeschreiblich beschämend für mich.

Eine Trennung kann den Menschen psychisch krank, traurig und auch sehr müde und unglücklich machen. Diese Tatsache habe ich lange Jahre unterschätzt. Vielleicht habe ich sie auch nicht erkannt oder ich habe mir eingeredet, dass mich solche Dinge nicht treffen können. Doch die Trennungssituation und ihre Folgen haben sehr tiefe Spuren und Wunden hinterlassen und mich tatsächlich unbeholfen und unbeweglich gemacht. Sie haben mich regelrecht gelähmt.

Sehr oft bin ich dem Stress mit eurer Mutter einfach aus dem Weg gegangen. Sicherlich war das eine feige Zurückhaltung meinerseits. Es hat mich jedoch immer wieder enorm viel Kraft und Überwindung gekostet, den bis unter die Gürtellinie gehenden verbalen Attacken eurer Mutter in Form von Vorwürfen und Schlechtem-Gewissen-Bereiten, standzuhalten, um dafür vielleicht kurz Kontakt zu euch zu bekommen.

Den Weg zum Jugendamt habe ich damals nicht gesucht, weil ich euch beiden nicht noch mehr Stress und Trauer aufbürden wollte, als ihr sowieso schon unseretwegen hattet. Ich bereue das sehr. Meine Beziehung zu euch beiden wäre heute erheblich positiver. Zumindest wäre es einen Versuch wert gewesen. Dieser Fehler treibt mich manchmal zur Verzweiflung.

Andere Fehler habe ich schon viel früher begangen. Zum Beispiel war ich eurer Mutter sicherlich kein vorbildlicher Ehemann. Mein Bruder und ich sind in unserem Elternhaus machohaft erzogen worden. Unsere Schwestern haben sich um uns gekümmert. Sie haben den Haushalt geschmissen. Mein Bruder und ich haben lediglich unsere Füße hochgelegt und unsere Schwestern machen lassen. Das wurde von unseren Eltern so gewünscht.

Mein Defizit in der Ehe lag meines Erachtens darin, zuzulassen, dass meine Exfrau die Rolle meiner Schwestern übernahm. Sie hat sich um euch gekümmert, hat nebenbei die ersten sechs bis acht Jahre unserer Ehe gearbeitet und sie hat gekocht und abgeräumt. Ich habe lediglich mit eingekauft und mich um die behördlichen Dinge und die finanziellen Angelegenheiten gekümmert. Außerdem habe ich Arbeiten am Haus ausgeführt und bei der Gartenarbeit mit angepackt.

Ich weiß gar nicht, ob es ihr überhaupt etwas ausgemacht hat, dass ich so ein Macho gewesen bin, zumal sie es aus ihrem Elternhaus auch nicht anders kannte. Doch vielleicht wollte sie es in ihrer Ehe anders haben. Wir haben dieses Thema, soweit ich mich erinnern kann, zu keinem Zeitpunkt besprochen.

Nach der Trennung habe ich den unwiderruflichen Fehler begangen, dass ich die ersten drei Jahre nicht den intensiven persönlichen Kontakt zu euch gesucht habe. Ich kann euch gar nicht so richtig begründen, warum ich nicht in der Lage war, mit euch die Dinge zu unternehmen, die ich gern mit euch gemacht hätte und sicherlich auch hätte machen müssen. Irgendetwas in meinem Inneren hat mich regelrecht davon abgehalten, mit euch schöne Sachen zu erleben. Teilweise ist es hier und da mal gelungen, aber nicht in dem Maße, wie ich es mir jedes Mal zuvor ausgemalt hatte.

Einerseits war ich so unbeschreiblich erleichtert, wenn ihr nach langer Zeit wieder einmal bei mir wart, doch andererseits fühlte ich diese Erleichterung auch als unfassbare Last, so dass mich dieser positive und zugleich auch enorm negative Druck in die Knie zwang und ich fast teilnahmslos vor mich hin zu vegetieren schien. Die Freude, dass ihr zu mir gekommen seid und zugleich die Angst davor, dass ihr bald wieder weg sein würdet und das wahrscheinlich für viele Monate oder Jahre, belastete meine Seele und meinen Körper so unbeschreiblich, dass ich mich hilflos, leer und regungslos fühlte. Ich konnte eure

Anwesenheit nicht unbeschwert genießen. Wenn dann auch noch ein Anruf eurer Mutter bei euch auflief, dann war es für mich die reinste Qual. Was fragt sie die Kinder jetzt? Was gibt sie den Kindern mit auf den Weg? Was erwartet sie von den Kindern? Was hat sie wieder auszusetzen? Setzt sie die Kinder wieder unter Druck? Ich musste befürchten, dass es einen regelrechten Knall geben würde, wenn ihr eurer Mutter schildern würdet, dass es euch bei mir gut geht und ihr Spaß mit eurem Vater habt. Die Treffen mit euch liefen dadurch zunehmend verkrampft und künstlich ab. Ich konnte mich nicht richtig öffnen und hatte auch enorme Angst, die Vergangenheit zu thematisieren.

Ich muss zugeben, dass es mir gelegentlich auch unangenehm war, wenn ihr meiner neuen Partnerin begegnet seid, weil ich mich in dieser Situation erst recht überfordert fühlte. Ich wusste nicht, wie ich mit ihr und zugleich mit euch umgehen sollte. Natürlich war mir das Wohlbefinden meiner Partnerin wichtig, gleichzeitig wollte ich auch eure Gefühle nicht verletzen und genau das war oft das Problem. Ich wollte keinem von euch wehtun und gleichzeitig jedem gerecht werden. Ich hatte Angst, zusätzliche Problemsituationen zu schaffen, die uns alle womöglich noch mehr hätten belasten können. Gerade deshalb, weil ich stets alles richtig machen wollte, habe ich ziemlich viel falsch gemacht.

Der ständige Druck, bloß keinen Fehler zu begehen, keinem zu nahe zu treten oder weh zu tun, machte mich unsicher. Diese Unsicherheit führte dann zwangsläufig zu Missverständnissen und Unmut – sowohl bei euch, meinen Kindern, als auch bei meiner Lebensgefährtin, was ich dann von beiden Seiten zu spüren bekam. Solche Situationen schienen ausweglos und ich wusste manchmal nicht mehr, wo hinten und vorne war. Ich suchte nicht selten die Flucht und verkroch mich körperlich und geistig niedergeschlagen und total demotiviert in mein Bett, um noch mehr Übel zu vermeiden.

War ich für die alltäglichen familiären Probleme zu schwach? Waren es überhaupt alltägliche Probleme? Geht es anderen Männern in vergleichbaren Situationen ebenso wie mir? Was genau machte mich so unsicher? Die Verlustangst oder die Hilflosigkeit? Ich weiß es nicht. Die vielen negativen Veränderungen in meinem Leben haben mich fast aus der Bahn geworfen.

Nach der Trennung von eurer Mutter mied mich plötzlich mein soziales Umfeld, vor allem die ausländischen Freunde und Bekannte. Auch deutsche Freunde, die verheiratet waren, haben den Kontakt zu mir abgebrochen, was oft auf einem Verbot ihrer Ehefrauen beruhte. Diese Frauen hatten wohl Angst davor, dass ich ihren Männern ein schlechtes Vorbild sein könnte. Wie naiv muss man sein, um solche Gedanken über einen Menschen zu haben, der in einer solchen Situation mit ganz anderen Problemen und Gedanken zu kämpfen hat? Wäre es von diesen Frauen nicht angebrachter gewesen, ihren Männern zu sagen, dass sie den Kontakt zu mir suchen sollten, da ich sicherlich gerade jetzt deren Hilfe und Unterstützung nötig gehabt hätte? Ich bin mir im Nachhinein absolut sicher, dass mir Unterstützung von Freunden oder Verwandten gut getan hätte. Außerdem wäre vielleicht auch der Eine oder Andere dabei gewesen, der mir hilfreiche praktische Vorschläge hätte machen können. Mein damaliger bester Freund, ein in Deutschland geborener Migrantenjunge aus der Türkei, mit dem ich während meiner zweiten Ausbildung die Schulbank gedrückt hatte, gab mir zu verstehen, dass er es nicht akzeptieren könne, dass ich meine Familie im Stich gelassen habe. Er kannte nicht einmal die genauen Umstände, unter denen ich zu dieser Entscheidung gekommen war. Bei ihm hatte ich als erstes Zuflucht und Gehör gesucht. Er hat mich auch einige Tage bei sich aufgenommen, ließ mich aber sehr schnell wissen, dass er das nur für wenige Tage dulden könne. Er erwartete von mir, dass ich nach diesen wenigen Tagen den Weg zurück zu meiner Familie finden würde, weil die Kinder im Spiel seien.

Ich weiß, dass er es nicht böse mit mir meinte, dennoch hätte ich von ihm mehr Sensibilität erwartet. Schließlich war er einer, der wie ich in Deutschland aufgewachsen ist und eigentlich europäischer hätte eingestellt sein müssen. Dennoch habe ich ihm sehr schnell verzeihen können. Er hat mir nichts Böses getan und er hat unsere Freundschaft auch nicht gebrochen. Schließlich waren und sind wir bis heute noch sehr gute Freunde. Wir haben später nicht mehr viel über meine Scheidung gesprochen, wohl aber über die im Nachhinein beidseitig vorhandene schmerzvolle Erfahrung der Trennung von den eigenen Kindern.

Glücklicherweise gab es zur Zeit der Trennung noch einen anderen außerordentlich guten Freund. Diesen Freund hatte ich bei meiner ersten Ausbildung 1993 kennengelernt. Er hat mich über mehrere Wochen in seiner Wohnung aufgenommen, obwohl er sich zu dieser Zeit in einer festen Beziehung befand. Seine Freundin war ebenfalls sehr nett und hatte diesbezüglich keine Probleme mit mir. Er hat mich zu keiner Zeit unter Druck gesetzt. Auch gab er mir nie das Gefühl, unerwünscht zu sein. Wenngleich er mich in meiner Situation nicht konkret unterstützen konnte, gab er mir stets das Gefühl, für mich da zu sein. Das habe ich ihm niemals vergessen. Unsere ehrliche und wahre Freundschaft in Verbindung mit unermesslich großem Vertrauen hält bis heute an, eine Bilderbuchfreundschaft, wenn auch mit kleinen Höhen und Tiefen. Ich kann mit Stolz behaupten, dass wir uns beide in jeder Lebenslage so gut es ging den Rücken gestärkt haben und füreinander da waren.

Meine Eltern dagegen hatten zunächst den Kontakt zu mir gemieden, da sie mit meiner Entscheidung, mich von euch zu trennen, nicht einverstanden waren. Sie redeten mir stets ins Gewissen und appellierten an meine Vernunft. In unserer kleinen Gemeinde war so etwas zu der damaligen Zeit nicht akzeptabel. Meine Eltern sagten, dass es in unserer Kultur nicht üblich sei, dass man sich von seiner Familie trenne; das sei für alle Beteiligten beschämend. Meine Mama fügte hinzu, dass es für Baba und sie nicht leicht sein würde, den fragenden Menschen die Situation und die Gründe zu erklären.

Es ging sogar so weit, dass meine Eltern mich verstießen. Das war eine weitere schmerzhafte Erfahrung. Ich hatte keinerlei Rückendeckung durch meine Familie, denn auch meine Geschwister konnten meine Entscheidung nicht respektieren und mittragen. Es kam nie zu einer vernünftigen Aussprache mit meinen Eltern oder Geschwistern.

Dies lag teilweise an mir, weil ich mich gegen die Äußerungen meiner Familie zur Wehr setzte und einfach nicht akzeptieren wollte, dass sie für mich entscheiden wollten. Schließlich war es mein Leben und ich musste mit den Folgen dieser Trennung leben.

Nun hatte ich meine gesamte Familie, einen meiner besten Freunde und sogar meinen restlichen Freundes- und Bekanntenkreis mehr oder weniger verloren. In der Stadt wurde ich von den Menschen, die mir etwas bedeuteten oder die etwas von mir gehalten hatten, nicht mehr beachtet. Sie schauten einfach weg – auf den Boden oder einfach nur ins Nichts. Oder sie wechselten die Straßenseite, wenn sie mich rechtzeitig sahen. Traurig, oder? Als hätte ich die Pest. Menschen, denen ich über Jahre hinweg meine Hilfe und Unterstützung gegeben hatte, für die ich meine kostbaren Stunden geopfert hatte, behandelten mich wie einen Fremden.

Ich konnte diese Missachtung meiner Person nicht mehr ertragen, so dass ich keine Wahl mehr hatte, ich musste die Stadt, in der ich aufgewachsen war, wo meine Kinder das Licht der Welt erblickt hatten, wo meine ganze Familie lebte, die Stadt, die ich so sehr liebte, verlassen. Ich musste mein gewohntes Umfeld verlassen, weil mich meine Familie und meine Freunde sowie meine Bekannten nicht mehr schätzten und liebten. Ich fühlte mich unwohl. Ich musste diesen zusätzlichen Druck der Missachtung und Unerwünschtheit loswerden, um ein Stück meiner Ehre, meines Stolzes und meiner Persönlichkeit wiederzuerlangen.

Mit der Zeit akzeptierte zumindest meine Familie die Trennung. Dennoch bedauern sie es bis heute, dass ihr beide die Leidtragenden in diesem ganzen Dilemma seid. Genau wie ich. Wie muss es kleinen Kindern ergehen, die noch gar nicht gelernt haben, mit Schmerzen, Sehnsucht und Hass umzugehen, wenn sie plötzlich mit nur einem Elternteil leben müssen? Was geht im Kopf eines kleinen Kindes vor, das sich nicht verbal ausdrücken kann und diese negativen Gefühle empfindet? Es hat doch noch gar keine Möglichkeit, diese starken Emotionen zu verarbeiten.

Ich erinnere mich an die unbeschreiblich traurigen und enttäuschten Gesichter von euch beiden, wenn ich euch am Anfang der Trennungsphase kurz besuchte. Ich erinnere mich daran, dass ihr mich fragtet, ob und wann ich denn wieder zu euch und eurer Mutter zurückzukehren gedenke. Diese Frage wurde mir besonders oft von dir, mein Prinz, gestellt. Natürlich erinnere ich mich an die herzzerreißenden Augenblicke, wenn aus euren so wunderschönen Augen die Tränen über eure kindlichen Wangen flossen. Natürlich gingen eure flehenden Blicke, die mich zu fragen schienen, warum das alles so gekommen sei, nicht spurlos an mir vorbei. Genau diese Momente werde ich niemals verdrängen können, weil sie so unbeschreiblich schwer waren und mich auch immer wieder zu Tränen rührten; Abend für Abend und Nacht für Nacht. Diese Momente waren es, die mich daran zweifeln ließen, ob ich in der damaligen Situation die richtige Entscheidung getroffen habe.

Ich habe mir sehr oft eingeredet, dass es wahrscheinlich besser für euch beide sei, wenn ich euch nicht so oft aufsuche, denn, wenn ich es tat, gab es ausnahmslos Streit mit eurer Mutter, die es nicht lassen konnte, in eurer Gegenwart zu schreien, zu fluchen, zu schimpfen und zu weinen.

So oft habe ich das Gefühl gehabt, dass mir die Hände gebunden sind. Oder ich hatte einfach keine Kraft und manchmal vielleicht auch keinen Mut mehr, um um euch zu kämpfen. Ich habe mich nur sehr selten im Leben geschlagen gegeben, aber ich redete mir damals ein, gegen die Wut einer Mutter, einer verlassenen und enttäuschten Ehefrau nicht kämpfen zu dürfen. Dadurch wollte ich zusätzlichen Schaden von euch, meinen Kindern, und nicht zuletzt auch von mir selbst abwenden. Mit dieser Haltung habe ich unserer Vater-Kind-Beziehung extrem geschadet.

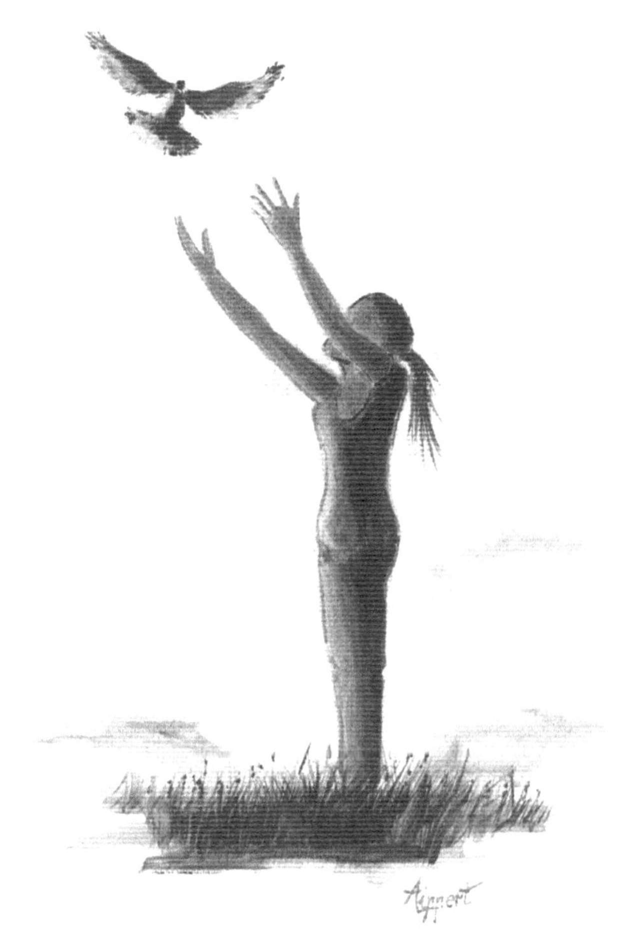

Kinder brauchen ihre Eltern

Meine väterliche Mühe war in den letzten 17 Jahren nicht auf finanzielle Hilfe begrenzt. Gerade dich, meine Prinzessin, habe ich einige Male aus brenzligen Situationen gerettet. Wie sehr habe ich diese Augenblicke genossen. Du hast mich dann immer herzhaft umarmt und geküsst. Diese Momente waren so unbeschreiblich schön und wertvoll für meine Seele. Wie hast du diese Situationen wahrgenommen?

Ich erinnere mich daran, wie du als Jugendliche im Internet einen Handyvertrag abgeschlossen hast, durch den du monatlich zusätzlich etliche Euro für irgendwelche Töne oder Ähnliches an den Anbieter zahlen solltest. Handys gab es noch nicht lange und dementsprechend war das alles für heutige Verhältnisse unbeschreiblich teuer. Wir haben nur von dem Vertrag erfahren, weil du nicht zahlen konntest und der Anbieter mit Inkasso drohte. Ich konnte das Ganze mit diversen Anrufen und Schreiben abwenden und dich von dem Vertrag befreien. Ich glaube, dass du zu dieser Zeit 15 oder 16 Jahre alt warst. Ich kann mich auch an übertrieben kostspielige Handyverträge erinnern, die du unter meinem Namen abgeschlossen hast. Hier und da habe ich gern eine etwas höhere Rechnung übernommen.

Doch dabei blieb es nicht. Mit 17 Jahren hast du gemeinsam mit deiner Cousine das Auto deiner Mutter entwendet. Zum Glück bist du von der Polizei angehalten worden, bevor etwas passiert ist. Die Konsequenz war, dass das Gericht neben den Sozialstunden eine Führerscheinsperre verhängte. Leider geschah dies zu einem sehr ungünstigen Zeitpunkt, denn du hattest gerade einen Ausbildungsplatz gefunden. Dies war wichtig für dich, denn bis dahin warst du nicht gerade auf einem vorzeigbar guten Weg unterwegs gewesen. Mir war bewusst, dass du die Ausbildung ohne einen Führerschein oder ein Auto auf keinen Fall antreten konntest und ich hatte auch große

Angst davor, dass du jegliche Hoffnung auf eine positive Zukunft verlieren und noch schlimmere Dinge verüben könntest.

Obwohl ich der Ansicht war, dass die Strafe eigentlich richtig war, versprach ich dir, dass ich mit dem Jugendamt, mit dem Straßenverkehrsamt und mit dem Richter sprechen würde. Ich war dazu entschlossen, mich für dich einzusetzen, weil du meine Tochter bist und ich Angst um dich hatte.

Die sichtbare Freude in deinen Augen und deiner Gestik über meine Unterstützung gab mir enormen Antrieb, diese Angelegenheit um jeden Preis positiv zu Ende zu bringen. Da dies nicht leicht und schon gar nicht an einem Tag zu erledigen war, führte ich diverse Gespräche mit den Entscheidungsträgern allein. Bei einigen Gesprächen mit dem Jugendamt, mit der Verkehrsbehörde oder mit dem Richter warst du auch anwesend. Unterstützung von Seiten des überforderten Jugendamtes habe ich nicht erhalten und die fehlende Kompetenz und die mangelnde Unterstützungsmoral dieses Amtes waren mir damals zuwider. Daher wandte ich mich als besorgter Vater intensiv an den zuständigen Richter, der meine Ängste und Befürchtungen nach einigen Gesprächen verstand und diese auch mit mir teilte, so dass er sein Urteil nun auf die Sozialstunden beschränken wollte. Der Richter sprach netterweise dann auch mit der zuständigen Sachbearbeiterin in der Verkehrsbehörde, die sich jedoch nicht von ihrer Entscheidung abbringen ließ und die Führerscheinsperre sowie die MPU forderte. Da sie auch nach einem Gespräch mit mir nicht davon absah, bat ich um ein Gespräch mit ihrer Vorgesetzten, der Abteilungsleiterin. Diese meinte, dass ich gemeinsam mit dir erscheinen solle, da sie sich auch ein Bild von dir machen wolle.

Als wir einige Tage später dort erschienen, ließ sie uns wissen, dass sie zwischenzeitlich mit der Sachbearbeiterin darüber gesprochen habe und diese ihre Entscheidung keinesfalls zurückziehen wolle. Ich war am Boden zerstört. Meine Angst vor den Konsequenzen war so groß, dass die Abteilungsleiterin es an meinem Gesichtsausdruck erkannt haben muss, denn sie versprach uns plötzlich, sich der Sache noch einmal intensiv anzunehmen und mit der Sachbearbeiterin ein weiteres Mal zu sprechen. Sie würde mich dann in einigen Tagen telefonisch informieren.

Mir war sehr wohl bewusst, dass ich mich dieser Dame gegenüber unterwürfig zeigte, aber die Sache war es mir einfach wert. Wenige Tage danach erhielt ich tatsächlich einen Anruf von ihr. Sie sagte, dass sie meine Ängste und Befürchtungen sehr gut verstehen könne und dass sie mir sehr großen Respekt für den Kampf um das Wohl meiner Tochter zolle. Sie habe sich nach einem Gespräch mit dem Richter und der Sachbearbeiterin dazu entschlossen, die Entscheidung der Sachbearbeiterin zurückzuziehen und letztlich unseren Widerspruch anzuerkennen, so dass meine Tochter die Fahrschule fortführen und ihren Führerschein erlangen könne. Sie fügte hinzu, dass diese Entscheidung eine absolute Ausnahme sei und dass meine Tochter dies lediglich mir zu verdanken habe und stolz auf mich sein könne. Ich war überglücklich, meine Knie zitterten vor Freude und die ganze Last fiel von einer auf die nächste Sekunde von mir ab. Ich konnte es selber kaum fassen und war allen Beteiligten sehr dankbar. Als ich dir diese Entscheidung mitteilte, hast du mir das Gefühl gegeben, wirklich stolz auf mich zu sein. Du sagtest, dass du mich liebst und gabst mir während einer intensiven Umarmung einen liebevollen Kuss. Glaube ja nicht, dass ich diesen so seltenen Moment jemals vergessen werde, meine schöne Prinzessin. Ich hätte weinen können, doch ich schluchzte nur und hatte ein so unbeschreiblich angenehmes väterliches Glücksgefühl in meiner Bauchgegend, was ich kaum zu glauben vermochte, weil ich es in dieser Form nicht kannte.

Du hast dann wie geplant deine Ausbildung begonnen und später auch deinen Führerschein bestanden. Natürlich übernahm ich einen Teil der Kosten deines Führerscheines und bezuschusste auch dein erstes Auto, einen Smart. Du hattest bereits das von mir angelegte Fondsdepot bei der Bank aufgelöst und ebenfalls dafür verwendet.

Leider hast du deine Ausbildung, ich glaube nach 18 Monaten, plötzlich abgebrochen. Den wahren Grund dafür kenne ich bis heute nicht. Du sagtest nur, dass es dir keinen Spaß gemacht habe. Da ich erkannte, dass du definitiv nicht wieder an deinen Ausbildungsplatz zurückkehren würdest, versuchte ich dir schmackhaft zu machen, dich bei der Bundeswehr zu bewerben. Du lehntest diesen Gedanken zunächst ab und sagtest, dass sie dich nicht nehmen würden und du nicht wirklich davon überzeugt wärest, dass die Bundeswehr etwas für dich sei. Ich hatte aber die Hoffnung, dass dich dieser Weg wieder auf die richtige Bahn lenken könnte. Ich sagte, dass du dich beim Kreiswehrersatzamt vorstellen müsstest und beschrieb dir, wo es war und wie du dich auf den Einstellungstest anhand von Büchern und sportlichen Aktivitäten vorbereiten könntest. Ich bin froh darüber, dass du genau diesen Weg beschritten und bis heute erfolgreich genutzt hast. Ich war auch sehr stolz auf dich, als ich bei deiner Vereidigung dabei sein durfte und dich in Uniform gesehen habe. Ich konnte an deinem Verhalten erkennen, dass du zufrieden damit warst, den Grundwehrdienst überstanden zu haben. Gemeinsam mit meiner Lebensgefährtin schrieb ich unter anderem folgende Zeilen auf eine Karte: „Von Herzen gratulieren wir Dir zum Bestehen des Grundwehrdienstes und zu Deiner Vereidigung. [...] Gerne möchten wir Dir in Zukunft zur Seite stehen. Sprich uns an, wenn Du Rat, Hilfe oder Unterstützung benötigst, denn gemeinsam kann man vieles leichter überstehen." Mittlerweile bist du schon sieben Jahre bei der Bundeswehr und es scheint dich tatsächlich zu erfüllen, dass du diesen Weg eingeschlagen hast.

Selbstverständlich habe ich auch dir, mein geliebter Sohn, zu besonderen Anlässen etwas geschrieben und eigentlich habe ich euch beiden auch zu euren Geburtstagen und anderen besonderen Momenten und Feierlichkeiten immer Geschenke oder liebe Grüße zukommen lassen oder selber überbracht.

In diesem Zusammenhang muss ich allerdings anmerken, dass ich dir, mein Prinz, bis heute nicht so viel unter die Arme greifen konnte wie deiner Schwester. Du standst und stehst leider viel stärker unter dem Einfluss eurer Mutter. Bei der Trennung warst du gerade einmal drei Jahre alt und somit fast sechs Jahre jünger als du, Prinzessin.

Meine diversen Kontaktversuche zu dir, mein Sohn, nimmst du nur sporadisch und widerwillig an. Du gehst gar nicht bis selten auf meine Fragen oder Kommunikationsversuche ein. Wenn du mal auf etwas reagierst, dann leider nur sehr kurz. Zu telefonischen Gesprächen kommt es zwischen uns kaum, weil du eigentlich fast nie den Hörer abnimmst, wenn ich dich anrufe.

Du bist heute in einem Alter – 20 Jahre alt –, in dem du etwas mehr Geld benötigst. Allein daher könntest du auf meine Kontaktversuche eingehen, was aus meiner Sicht legitim wäre. Es dürfte sich nur nicht auf die finanzielle Unterstützung beschränken. Ich suche schließlich den menschlichen, väterlichen Kontakt zu euch. Ich bin auf der Suche nach der Erfahrung, von euch beiden als Vater und nicht nur als Erzeuger und Geldgeber anerkannt zu werden.

Meine Prinzessin, ich kann mich daran erinnern, wie du nach langer Zeit einmal wieder bei uns – meiner Lebenspartnerin, mir und unserer gemeinsamen Tochter – zu Besuch gewesen bist. Du wolltest einen Tag länger bleiben, denn deine Halbschwester war gerade einmal ein paar Wochen alt. Natürlich gab es am Telefon Stress mit deiner Mutter, weil sie neidisch oder eifersüchtig war. Du hattest mich und meine zu euch immer fair gewesene Lebensgefährtin damals darum gebeten, dich an einen bestimmten Ort nach Ostdeutschland zu fahren, weil du etwas zu klären hattest. Es war Winter und es schneite. Die Straßen waren glatt und es lag bereits viel Schnee. Hinzu kam, dass es schon kurz vor Mitternacht war und wir viele Kilometer fahren mussten. Meine Lebensgefährtin und du habt mich aber gegen meine Überzeugung überredet und wir fuhren mit deiner Halbschwester alle zusammen dorthin. Es war wunderschön, zu beobachten, wie liebevoll du mit der Kleinen umgingst. Der Weg in den Osten hat sich für dich letztlich nicht gelohnt, aber ich war stolz, dir diesen Gefallen getan zu haben. Als Anerkennung bekam ich von dir eine herzliche Umarmung, ein riesen Dankeschön und einen Kuss. Meine Lebensgefährtin ebenso.

Ich erwähne diese für dich und für mich wichtigen und einschneidenden Momente, weil du, meine geliebte Tochter, mir bis heute vorwirfst, dass ich nie für dich da gewesen sei und nur deine Mutter es war, die in guten und in schlechten Zeiten zu dir gestanden

70

habe. In guten Zeiten war sie für dich da, das ist wohl wahr, denn davon habe ich kaum etwas erfahren dürfen. Aber in schlechten Zeiten habe ich dich nie allein gelassen, sofern ich davon wusste. Und wenn ich es nicht erfahre, kann ich nicht ahnen, dass ich gebraucht werde.

Erst Mitte 2013 habe ich aufgehört, euch Geschenke oder Grüße zu schicken. Von euch habe ich zu meinem Geburtstag, zu Neujahr oder anderen besonderen Anlässen und Feierlichkeiten auch nie ein nettes Wort oder einen Gruß erhalten. Ich habe nicht unbedingt resigniert, aber ich hatte mich dafür entschieden, eine andere Strategie zu fahren, in der Hoffnung, dass ihr anbeißt und euch dann vielleicht bei mir meldet. Natürlich konnte ich das nicht durchhalten und habe zumindest versucht, den Kontakt über dich, mein Prinz, aufrechtzuerhalten. Niemand kann sich vorstellen, wie es mir in dieser Zeit ergangen ist. Wie schwer es mir fiel, diese vielen Tage und Wochen auszuhalten, ohne den Kontakt zu mindestens einem von euch zu suchen oder gar zu haben. Was mir da alles durch den Kopf ging, ist unfassbar. Diese unerträglich langen Stunden, Tage und Wochen, manchmal sogar Monate wollten einfach nicht vergehen.

Wie sehr habe ich gehofft und oft auch gebetet, dass sich wenigstens einer von euch bei mir meldet und nach dem Rechten fragt – wieder und wieder vergebens. Diese schmerzliche Erfahrung, dass meine leiblichen Kinder sich nicht um mich, ihren Vater, kümmern, sich nicht einfach einmal bei ihm melden, um zu fragen, wie es ihm geht, macht mich unbeschreiblich traurig. Woher kommt nur diese eisige Kälte? Ich kann mir das einfach nicht erklären. Wir brauchen unbedingt ein offenes und ehrliches Gespräch über die Vergangenheit, damit wir alles aufarbeiten können.

Eure Mutter hat euch gegenüber ganz bestimmt viele gute Taten vollbracht und trotz des aktuellen Umstandes bin ich eurer Mutter auch irgendwie dankbar, dass sie euch, ihren Möglichkeiten entsprechend, erzogen hat. Aber ich werde bis an das Ende meines Lebens nicht vergessen, was sie euch und mir genommen hat. Ich möchte auf keinen Fall mit dem Gedanken, meinen Kindern nicht in vollem Umfang gerecht geworden zu sein, von dieser Welt scheiden. Bitte gebt mir die Möglichkeit, mich persönlich für meine Fehler und Versäumnisse bei euch zu entschuldigen.

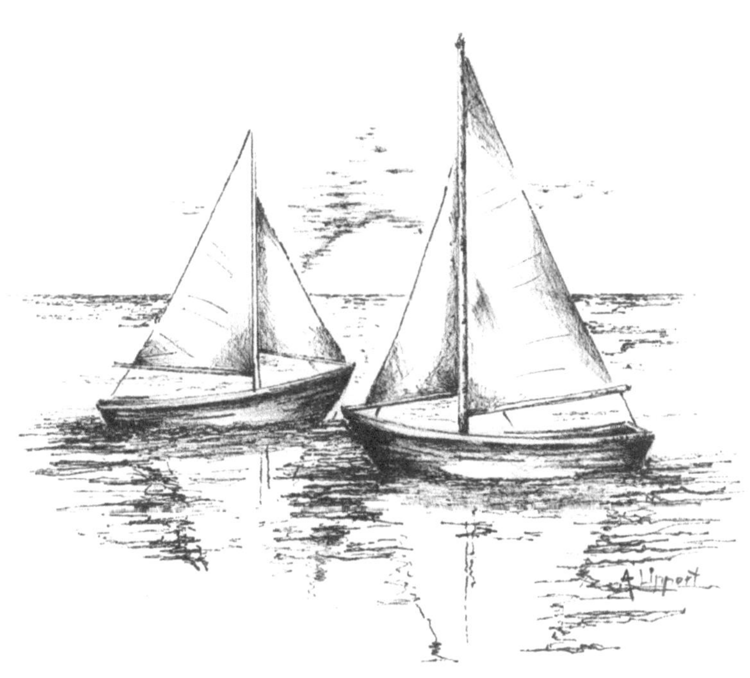

Neue Partner, neue Hoffnung

Eines Tages tauchte ein fremder Mann im Leben eurer Mutter auf. Irgendwann, ganz plötzlich teilte sie mir mit, dass sie jemanden in der Türkei kennengelernt habe und ihn heiraten werde. Ich glaube, es vergingen keine zwei Monate, bis ich erfuhr, dass sie tatsächlich in der Türkei geheiratet hatte. Sicherlich hätte ich kein Veto dagegen eingelegt, aber es wäre fair gewesen, wenn sie mich früher eingeweiht und euretwegen mit mir darüber gesprochen hätte. Es ging alles ziemlich schnell und schon wohnte dieser Mann bei euch. Er wohnte gemeinsam mit euch beiden in dem Haus, das ich mit meinen eigenen Händen monatelang gebaut hatte. Ein Mann, der mit meinen Kindern leben sollte, ohne dass ich ihn jemals gesehen oder gesprochen habe. Wie sollte ich abschätzen können, wie er wohl mit euch umgehen würde?

Stellt euch bitte einmal vor, dass ihr bei mir gewohnt hättet, und ich hätte ohne das Wissen eurer Mutter eine andere Frau geheiratet, die dann sofort bei uns eingezogen wäre, ohne dass eure Mutter diese Frau jemals zu Gesicht bekommen hätte. Das wäre der Weltuntergang gewesen!

Natürlich habe ich mir dennoch gewünscht und auch gehofft, dass ihr euch mit dem neuen Mann eurer Mutter gut versteht und es keinerlei Probleme gäbe. Ich habe auch gehofft, dass es mit ihm und eurer Mutter funktioniert, damit zwischen uns endlich kein Stress mehr aufkommt und das Verhältnis zwischen euch beiden und mir einen positiven Schub erhalten würde.

In den ersten Wochen und Monaten ging es wohl auch wirklich ganz gut mit dem Mann, so schilderte es mir jedenfalls eure Mutter auf gelegentliche Nachfrage. Leider hielt es nicht. Ich weiß bis heute nicht warum, aber nach etwa einem Jahr war das Ganze anscheinend wieder vorbei. Niemand hat mir erzählt, was geschehen war. Ihr

„Ehemann" war einfach wieder in der Türkei und kehrte auch nicht zurück – bis heute nicht.

Leider ging es dann mit dem Stress wie gewohnt weiter. Die eingetretene Ruhe war uns nur einige wenige Monate vergönnt gewesen. In dieser kurzen Phase hatten wir uns tatsächlich öfter gesehen als sonst. Das Ende dieser Zeit war niederschmetternd.

Zum näheren Verständnis möchte ich Folgendes erklären: Zum Zeitpunkt unserer Heirat hatten eure Mutter und ich die türkische Staatsangehörigkeit. Wir wurden deshalb im Türkischen Generalkonsulat getraut und nach Einreichen der übersetzten türkischen Heiratsurkunde beim deutschen Standesamt wurden wir in das Eheregister unseres Wohnorts eingetragen. Somit waren wir sowohl nach türkischem als auch nach deutschem Recht Eheleute. Unsere Eheschließung wurde durch das Türkische Konsulat an die Behörden in die Türkei übermittelt. Das bedeutet, dass man bei einer Scheidung sowohl in Deutschland als auch in der Türkei amtlich geschieden werden muss und zwar völlig unabhängig voneinander. Wenn man islamischen Glaubens ist, muss man sich zusätzlich von einem Imam trauen und auch wieder scheiden lassen, was aber in beiden Fällen keinerlei juristische Relevanz hat.

Wir hatten uns damals aber nur in Deutschland gerichtlich scheiden lassen. Ich erfuhr rein zufällig nach Jahren, dass sich eure Mutter vor ihrer erneuten „Heirat" in der Türkei gar nicht amtlich von mir hatte scheiden lassen. Sie hatte eine Vollmacht von mir verlangt, die sie auch erhielt, und wollte sich mit meiner Vollmacht in der Türkei scheiden lassen, damit sie wieder standesamtlich heiraten konnte. Sie hat mich nicht darüber unterrichtet, dass sie von dieser Entscheidung wieder Abstand genommen hatte.

Nun wusste ich jedenfalls, dass sie in der Türkei lediglich vor dem Imam geheiratet hatte und sich nicht standesamtlich ehelichen ließ. Ich denke, dass sie ihren „Ehemann" dann immer nur für drei Monate als Touristen nach Deutschland einladen konnte, so dass dieser fortwährend zwischen der Türkei und Deutschland pendeln musste, um die Legalität seines Aufenthaltes in Deutschland zu gewährleisten.

Warum die beiden sich für die einfache und vielleicht kostengünstigere Variante entschieden hatten, weiß ich natürlich nicht genau. Es kann sein, dass unsere Scheidung und die offizielle Heirat mit ihrem neuen Partner wirklich aufwändig und zu teuer gewesen wären. Wahrscheinlich wurde ihr aber bewusst, dass sie bei einer Scheidung in der Türkei als meine Erbin leer ausgehen würde. So oder so hat diese Geschichte für mich noch heute einen eigenartigen Beigeschmack.

Wie dem auch sei, als ich davon erfahren hatte, dass sie sich in der Türkei gar nicht von mir hatte scheiden lassen und dennoch neu geheiratet hatte, wusste ich, dass ich diese für mich so wichtige amtliche Scheidung eigenhändig in die Wege leiten musste. Nun sind wir seit 2014 auch in der Türkei geschieden und es ist mir ein großer Stein vom Herzen gefallen. Natürlich habe ich wieder – wie sollte es anders ein – sämtliche Kosten allein getragen.

Doch nicht nur eure Mutter hat sich mit ihrer neuen Beziehung schwer getan. Mittlerweile ist mir bewusst geworden (und das hat gefühlt eine Ewigkeit gedauert), warum meine auf die Scheidung folgenden Beziehungen so kompliziert waren und warum auch meine aktuelle Beziehung extrem belastet ist. Natürlich hat auch das mit der nicht vorhandenen väterlichen Beziehung zu euch und dem jahrelangen ungleichen Kampf mit eurer Mutter zu tun.

Unsere Situation bedrückt mich im höchsten Maße. Der Stress, der Druck und die Ängste bauen sich auf, bis es in mir zu brodeln beginnt. Irgendwann brechen sich Trauer und Frust ihre Bahnen, so dass meine Beziehung enorm darunter leidet und gelegentlich ins Wanken gerät. Letztlich kann eine Partnerin meinen Leidensweg nicht in allen Höhen und Tiefen nachvollziehen oder auch nicht immer gut mit der Situation umgehen. Zumal ich auch lange Zeit nicht von mir aus offen und direkt mit meinen Problemen und Gefühlen umgehen konnte. Hinzu kommen die alltäglichen Probleme, die auch nicht immer einfach zu lösen sind.

Umso glücklicher bin ich, dass meine aktuelle Beziehung noch in Takt ist und hoffentlich bleibt. Mit meiner jetzigen traumhaft schönen und liebevollen deutschen Lebensgefährtin bin ich nun mehr als zwölf Jahren zusammen. Sie hat einen wundervollen – damals fast einjährigen Jungen – mit in die Beziehung gebracht und wir haben unser gemeinsames achtjähriges wunderschönes Mädchen. Ich danke allen Dreien, dass sie in den letzten Jahren die emotionalen Höhen und Tiefen meiner Vergangenheit mitgetragen und mich unterstützt haben. Meine heutige Lebensgefährtin gibt mir viel Kraft und unterstützt mich, wenn es mir nicht gut geht oder wenn ich nach einem Nachrichtenaustausch, einem Telefonat oder einem Treffen mit euch traurig oder enttäuscht bin.

Manchmal zweifele ich auch an meinen Erinnerungen oder an aktuellen Geschehnissen. Meine Partnerin hilft mir dann bei der Einschätzung der Situation. Ich bin ihr sehr dankbar dafür, dass sie Stärke zeigt und mir immer noch zur Seite steht, obwohl der Stress anhält und leider noch kein Ende in Sicht ist. Sie ist mein Rückhalt und gibt mir viel Kraft und Mut im Kampf um euch, meine ehelichen Kinder. Oftmals erhalte ich durch sie wieder den notwendigen Antrieb, wenn ich mit meiner Hoffnung abermals am Nullpunkt angelangt bin.

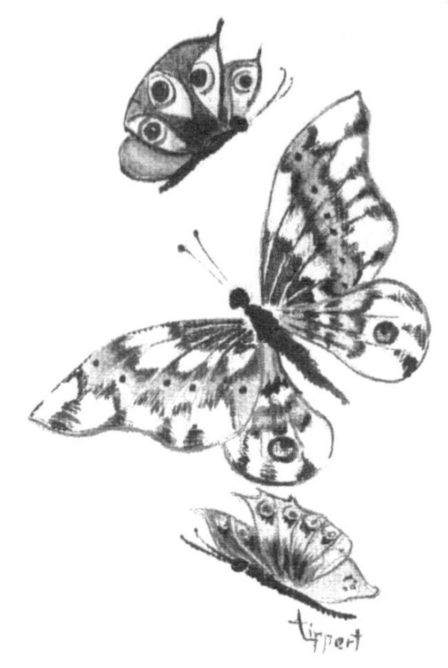

Eltern brauchen ihre Kinder

Mein Prinz, meine Prinzessin, ihr müsst wissen, Oma und ganz besonders Opa waren sehr traurig über den fehlenden Kontakt zu euch. Sie waren einfach zu stolz, um den Kontakt von sich aus zu suchen. Sie haben diesen Schritt von euch erwartet. Das sind nun mal die Sitten und Gebräuche dieser Generation in der Türkei, die meine Eltern nicht ablegen konnten. Ihr wisst auch, dass Mama erheblich mit der Nieren-Krankheit meines Babas zu kämpfen hatte und es Baba leider viele Jahre nicht gut ging. Glaubt mir, sie haben sich stets so sehr gewünscht, dass ihr sie besucht. Vor allem wollten sie, dass ihr wieder zu mir findet.

Ich möchte, dass euch bewusst ist, dass nicht nur Kinder ihre Mütter und Väter brauchen. Auch Eltern brauchen ihre Kinder. In glücklichen und auch in schwierigen Lebenslagen. Das könnt ihr mir wirklich glauben, denn ich spreche aus Erfahrung. Wir brauchen euch auch!

Wenn ich als Kind vor etwas ernsthaft Angst hatte, war es die Angst davor, dass meine Eltern vor mir sterben oder schwer erkranken könnten. Eine größere Angst gab es für mich als Kind eigentlich nicht. Dieser Gedanke machte mich manchmal wahnsinnig und in all meinen Gebeten zum lieben Gott bat ich ihn innig darum, dass meinen Eltern niemals etwas Schlimmes oder Böses zustoßen würde. Ich flehte den lieben Gott regelrecht an.

Im Laufe meines Lebens habe ich viele Arten von Ängsten kennenlernen müssen, aber die Angst vor dem Verlust meiner Eltern hat kaum etwas übertreffen können, bis auf die Angst, dass ihr beide mich nie wieder in euer Herz schließen könntet.

Eines Tages musste ich allerdings ernsthaft beginnen, um das Leben Babas zu bangen. Ein Arzt stellte fest, dass seine Nieren ihre Funktion aufgegeben hatten, so dass Baba von heute auf morgen Dialysepatient wurde. Es war ein Schock für ihn und natürlich auch für meine Mama und für uns Kinder.

Mein Baba ist immer ein „Arbeitstier" gewesen und er hat auch gern gearbeitet. Nun, im Alter von 52 Jahren, konnte und durfte er von heute auf morgen nichts mehr anfassen – er wurde arbeitsunfähig und sehr bald zum Frührentner. Sein Hausarzt hätte die Anzeichen für die Fehl- bzw. Unterfunktion seiner Nieren rechtzeitig erkennen müssen, doch die Warnzeichen wurden erst von einem zweiten Arzt erkannt. Da war es leider schon zu spät, die Krankheit war schon zu weit fortgeschritten. Vor Gericht kam es Jahre später zu einem Vergleich. Um das Gerichtsverfahren und die damit verbundenen Erledigungen hatte sich mein Bruder besonders aufmerksam gekümmert.

Man hatte Baba damals keine Hoffnung gemacht, dass er in Deutschland jemals eine Niere bekommen würde. Nach mehreren Jahren der Dialyse – Baba baute körperlich und sicherlich auch geistig schnell ab – entschlossen wir uns, Kontakt zu einer Organisation für die Transplantation einer Spenderniere in Indien aufzunehmen. Das muss Mitte der 90er-Jahre gewesen sein. Mein Bruder sandte dieser Organisation alle erforderlichen medizinischen Daten für eine legale Nierentransplantation zu.

Ich wurde auserwählt, die dreiwöchige Reise mit Baba nach Indien anzutreten, was ich auch tat. Zum Glück gab es dort einen türkisch sprechenden Verbindungsmann, der die Kontakte zur Organisation, zum Krankenhaus, zum Ärzteteam und dem Nierenspender übernahm und die Informationen vermittelte. Die Operation verlief positiv und sowohl Baba als auch dem Nierenspender ging es gut, so dass ich mit Baba nach drei Wochen wieder nach Deutschland fliegen konnte. Ich möchte klarstellen, dass der zwischenmenschliche, medizinische und finanzielle Ablauf in Indien ausnahmslos legal war und unter Aufsicht der dort zuständigen Ärztekammer durchgeführt wurde.

In Deutschland eingetroffen ging es mit den OP-Unterlagen aus Indien sofort zum Arzt. Doch sämtliche Ärzte und auch die Krankenkasse lehnten die Behandlung und die Übernahme der Kosten zunächst ab, weil eine derartige OP, wie sie in Indien vorgenommen worden war, in Deutschland nicht erlaubt und nicht zu vertreten sei. Eine Lebendspende von einem fremden Menschen sei nicht akzeptabel. Ich kann nicht mehr sagen, wie es dazu kam, aber auch in dieser heiklen Lage hat sich mein Bruder sehr engagiert eingesetzt, so dass sowohl die Krankenkasse als auch die Ärzte die Weiterbehandlung Babas doch noch übernahmen.

Leider stieß der Körper meines Babas die implantierte Niere nach etwa einem Jahr, einhergehend mit schwerwiegenden Entzündungen, wieder ab. Der Leidensweg Babas und meiner Familie begann von vorn. Es war ein herber und schmerzvoller Rückschlag. Baba musste wieder dialysiert werden. Meine Mama und wir Kinder entwickelten wieder einmal große Ängste bei dem Gedanken, Baba verlieren zu können.

Im Jahre 1998 muss es gewesen sein, da klingelte in der Nacht bei uns zu Hause das Telefon. Ich zuckte immer zusammen, wenn das Telefon klingelte, weil ich riesige Angst vor einer Todesnachricht meines Vaters hatte. Doch die Schreiattacke meiner Mama war eine freudige und sie sagte, dass sie glaube, dass das Krankenhaus angerufen habe und sie wohl eine Niere für Baba hätten. Sie bat mich dort anzurufen.

Keine Ahnung, woher ich so schnell die Telefonnummer hatte und wie lange es dauerte, bis sie mich mit der entsprechenden Station verbunden hatten. Jedenfalls wurde mir die Aussage meiner Mama bestätigt und ich konnte ihr und vor allem Baba die freudige Nachricht übermitteln. Einige Stunden später wurde Baba eine Niere von einer bei einem Verkehrsunfall verunglückten 18-jährigen Frau implantiert. Ihr könnt mir glauben, dass wir alle an die junge Frau dachten, die unnötig ihr Leben verloren hatte, und an die Schmerzen der Hinterbliebenen dieser Frau. Die Gedanken daran, was sie noch für Pläne und Ziele gehabt haben muss, machten mich unermesslich traurig. Ich hoffe so sehr, dass sie nicht leiden musste, als sie diese Welt verließ.

Die gespendete Niere hat bis 2011 einwandfrei funktioniert. Leider konnte sie ihre Funktion Anfang 2012 nicht mehr erfüllen, so dass dadurch diverse andere Krankheiten folgten, die Baba in einer bisher nie dagewesenen Art und Weise schwächten. Zudem hatte er große Angst vor dem Tod, so dass er nicht mehr stark genug war, sich dagegen zu wehren, dass sein Herz immer langsamer schlug. Er kam oft ins Krankenhaus, zuletzt während eines Urlaubs in der Türkei.

Nach einer gemeinsamen Mahlzeit an seinem Krankenhausbett schlief er in Anwesenheit seiner treuen Ehefrau sanft ein. Gott holte unseren verantwortungsvollen, verehrten und geliebten Baba und euren Opa zu sich ins Paradies. Gott sei seiner Seele auf ewig gnädig!

Özlüyorum seni babam.

Nerdesin benim sevgili babam?
Her gün soruyor seni sevdalı anam.
Geri dön bize lütfen - geri dön baba.
Ağlamakla bitmiyor sonsuz özlem, gel bana.

Senin sevgine doyamadım güzel babam.
Gel sarıl bana, sensiz olamam.
Bir kez daha göreyim tatlı gülüşünü – göster baba.
O ellerini öpeyim bir kez daha, lütfen ama.

Vedalaşamadım senden, çok üzgünüm buna.
Gel acıları paylaşalım, dayanamam yoksa.
Senin halini görmek beni yıktı, güzelim baba.
Ne olursun af et beni, hatalarım varsa.

Allah'ım güç ver canım anama.
Ne olur iyi bak yanında olan babama.
Senden dileyim, beni de al babamın yakınına.
Fakat biraz daha bekle sakın ha.

Eine Übersetzung dieses auf Türkisch verfassten Gedichtes unterlasse ich bewusst, da sich der Inhalt im Deutschen verfälscht anhören würde. Ich bitte um Verständnis. Deutschsprachige Leser könnten es sich vielleicht von einem türkisch sprechenden Freund, Nachbarn oder Verwandten erklären lassen. Es würde mich sehr freuen, auf diese Weise ein Gespräch und interkulturellen Austausch anzustoßen.

Da ich weiß, wie es ist, ein Kind zu sein, weiß ich auch, wie wichtig es ist, sich um Mutter und Vater so gut wie möglich zu kümmern und die Dankbarkeit der Eltern als Anerkennung zurück zu bekommen. Meine Eltern waren für mich nicht immer Traumeltern und sie waren vielleicht auch nicht immer fair und gerecht zu mir, aber sie haben mir nie etwas Böses getan, mich misshandelt oder mir etwas Schlimmes gewünscht. Im Gegenteil, sie wollten immer mein Bestes und haben mich, soweit es in ihrer Macht stand, zu dem gemacht, was ich heute bin. Sie waren ganz normale Eltern mit ihren menschlichen Stärken und Schwächen. Aus diesen Gründen fühlte ich mich dazu verpflichtet, sie in allen Lebenslagen zu unterstützen, sofern es in meinen Händen lag und ich die Kraft dafür hatte.

Ich kann mich nur an wenige Situationen erinnern, in denen ich von meiner Mama liebevoll in den Arm genommen, gestreichelt und geküsst wurde. Mit Baba gab es so gut wie keine solchen liebevollen Momente. Vielleicht resultiert mein eigenes Verhalten als Vater aus diesen Erfahrungen, denn ich kuschele besonders gern mit meinen Kindern und streichele sie viel. Ich kann gar nicht oft genug sagen, dass und wie sehr ich meine Kinder liebe. Ich liebe alle meine Kinder und ich bete zu Gott, dass es noch möglich wird, allen meinen Kindern meine Liebe und Zuneigung zu vermitteln. Außerdem wünsche ich mir, dass meine Kinder auch für mich da sind.

Ich hätte mich schon sehr gefreut, wenn mir eines meiner ehelichen Kinder wenigstens einmal eine kleine Geburtstagsnachricht gesendet hätte. Es war mir immer mehr oder weniger egal, wer mir zum Geburtstag gratulierte. Ich hatte nur das Bedürfnis, dass ihr an diesem

Tag an mich denkt und mir gratuliert. Leider blieb diese Hoffnung bis heute nur ein Traum.

Ich weiß nicht, was ich dabei gefühlt hätte, wenn sich tatsächlich einmal einer von euch gemeldet hätte. Ich kann nur sagen, dass ich aufblühte, sobald wir miteinander telefonierten oder SMS schrieben. Wenn dieser Kontakt dann auch noch einigermaßen positiv verlief, spürte ich in mir ein starkes Glücksgefühl. Manchmal wusste ich, dass der Verlauf unseres kurzen telefonischen Kontaktes nicht wirklich positiv war, dennoch klammerte ich mich an jeden kleinsten Strohhalm, der mir von euch geboten wurde. Nun kann sich jeder vorstellen, wie sehr ich mir als Vater wünsche, dass meine von mir getrennt lebenden Kinder wenigstens dann für mich da sind, wenn ich krank bin, es mir schlecht geht oder ich etwas zu feiern habe.

Als Baba 2012 in der Türkei verstarb, habe ich in den Wochen der Trauer so sehr gehofft, dass sich wenigstens einer von euch beiden bei mir meldet und den Verlust meines Babas und eures Opas mit mir teilt – leider vergebens. Dabei haben nicht nur Eltern die Pflicht, ihren Kindern Liebe zu geben, nein, auch Kinder haben die Aufgabe, ihren Eltern Liebe zu geben. Es ist, wie in jeder Beziehung, ein wechselseitiges Geben und Nehmen.

Als ich von meinem Bruder zu sehr später Stunde die Nachricht über den Tod Babas erhielt, spürte ich eine absolute Leere in mir. Es fühlte sich so an, als hätte man mir den Boden unter den Füßen weggerissen. Am Morgen danach buchte ich für meine Geschwister und mich einen Flug in die Türkei. Die Zeit des Fluges verging, als wären wir lediglich einige Minuten unterwegs gewesen. Wir sprachen kaum miteinander, aber es schwirrten unendlich viele Gedanken in meinem Kopf herum. Es war schließlich die erste Beerdigungszeremonie, die ich in der Türkei miterleben musste und dann betraf es auch noch meinen Baba.

Auf die Einzelheiten der Beerdigung eures Opas in der Türkei möchte ich nun nicht mehr näher eingehen. Ihr sollt jedoch wissen, dass es einer der schlimmsten Tage meines Lebens war. Nicht einmal in solch einer schrecklich schwierigen und für mich neuen Situation habt ihr es für notwendig erachtet, euren Vater aufzusuchen und mit ihm zu trauern. Ihr müsst wissen, dass ich euch mehr als nur ein wenig gebraucht hätte. Glücklicherweise wurde ich von euren Halbgeschwistern und meiner Lebensgefährtin aufgefangen. Doch es fehlte ein wichtiger Teil. Ihr hättet mir eine zusätzliche Stütze sein können.

Ich weiß gar nicht, ob ihr euch in meine Lage versetzen könnt. Es ging um meinen Baba, meinen Erzeuger, um den Menschen, der meine Geschwister und mich in so jungen Jahren, zunächst mit meiner Mama und später allein bei unseren Großeltern in der Türkei zurück gelassen hatte, um uns ein besseres Leben zu ermöglichen. Es ging um den Menschen, der, an die Zukunft seiner Familie denkend, nach jahrelangem Aufenthalt in einem fremden Land seine Kinder zu sich holte. Es ging um meinen Baba, der alles dafür tat, dass wir aus der Armut befreit wurden; den Mann, dem es auch nicht leicht fiel, seine Familie mehrere tausend Kilometer zurück zu lassen, um in einer fremden Kultur, deren Sprache er nicht einmal verstand, Geld zu verdienen, damit wir zu Hause genug zu essen hatten und um unsere Zukunft zu sichern. Es ging um euren Großvater, der euch beide liebte, wenn er es euch auch leider nicht zeigen konnte. Gefühle zu zeigen, war nicht die Welt Babas. Aber es steckte sehr viel Liebe in ihm, das weiß ich heute sehr genau. Leider habe ich es als Kind auch nicht wahrgenommen und nicht gespürt.

Was die Trennung von Kind und Elternteil anbelangt, kann ich aus einer weiteren Erfahrung heraus kurz folgendes Ereignis beschreiben: In dem Jahr, in dem mein geliebter Baba verstarb, musste einige Wochen nach seiner Bestattung sein Grabmal bestellt und gebaut werden. Ich hatte mich dazu entschlossen, meinen in der Türkei lebenden Schwager, der gemeinsam mit meiner ältesten Schwester sehr viel für meine Eltern und besonders für meinen Baba getan hatte, in dieser Angelegenheit zu unterstützen. Schließlich ging es um meinen geliebten Baba. Ich wollte jedoch nicht allein in die Türkei reisen. Ich verspürte das Bedürfnis, von jemandem, der mir nahe stand, begleitet zu werden. Euch beide konnte ich leider nicht fragen, was ich jedoch sehr gern getan hätte. Da auch meine geliebte Partnerin aufgrund ihrer Berufstätigkeit und der Schulpflicht meines Ziehsohnes nicht mitreisen konnte, bat ich sie darum, dass mich unsere gemeinsame Tochter, eure Halbschwester, begleitete. Zu diesem Zeitpunkt war eure Halbschwester zwei Jahre alt und ich hing sehr an ihr (so wie heute noch an euch). Mein Gedanke hierbei war, dass es auch für meine Mama, meine Schwester, meinen Schwager und meine Nichten eine Abwechslung sein könnte, über die sie sich sehr freuen würden und die sie hier und da vielleicht ein wenig ablenken würde.

Meine Partnerin ließ mich wissen, dass es wohl keine gute Idee sei, die Kleine in dem Alter nur mit einem Elternteil und vor allem ohne die Mama in eine fremde oder zumindest ungewohnte Umgebung mitzunehmen. Sie sagte jedoch zu, weil sie fühlte, dass ich in der Ferne nicht „allein" sein und einen Teil meiner Familie als zusätzliche seelische Unterstützung bei mir haben wollte.

Ich weiß, wie sehr meine Partnerin an unserer Tochter hing und dass sie sie eigentlich nicht gehen lassen wollte. Ich rechne es ihr bis heute sehr hoch an und bin ihr dankbar dafür, dass ich die Kleine auf die ferne Reise mitnehmen durfte.

Es sollte ein Aufenthalt von zwölf Tagen werden und der Rückflug war schon gebucht. Ich war der Meinung, dass die Kleine auf uns beide gleichermaßen fixiert sei und meine Anwesenheit ihr reichen würde. Ich dachte, ihr wäre es nur wichtig, dass sich einer von uns beiden in ihrer Nähe befand.

Schon auf der Fahrt zum Flughafen, im Flugzeug und kurz nach der Landung in der Türkei fragte sie jedoch nach ihrer Mama und später auch nach ihrem Bruder. Ich habe es kaum für möglich gehalten, aber es dauerte gerade mal einen Tag und sie wollte nichts mehr essen, hat nicht mehr geschlafen und wurde von Tag zu Tag immer ruhiger, zurückhaltender und suchte ständig meine Nähe. Ich musste stets anwesend und präsent sein. Ich konnte kaum allein ins Bad gehen, geschweige denn ohne sie die Wohnung verlassen. Sie fing sofort zu weinen an und konnte sich kaum beruhigen. Wenn ich wieder bei ihr war, ließ sie mich nicht mehr los. Sie bat mich inständig darum, nicht ohne sie irgendwo hinzugehen. Sie hing an meinen Beinen und wollte auch nur gemeinsam mit mir in einem Bett schlafen. In der Nacht wachte sie mehrfach auf und fragte mich, ob ich da sei, tastete nach meinem Körper, als wolle sie dadurch die Gewissheit erlangen, dass ich wirklich anwesend war.

Am dritten Tag, sie hatte bis dahin nur noch Flüssigkeit zu sich genommen und vielleicht noch hier und da etwas Süßes genascht, bekam sie Fieber und wurde sehr blass. Ihre immer größer werdende und sichtbare Traurigkeit bedrückte mich sehr. Bereits am vierten Tag unseres Türkeiaufenthaltes suchte ich gemeinsam mit ihr einen Arzt auf und erklärte diesem, dass ich den Verdacht hegte, dass sie aus Heimweh nach ihrer Mama und ihrem Bruder krank geworden sei. Der Arzt gab an, dass dies möglich sei, er es aber nicht mit Gewissheit bestätigen könne. Allerdings konnte er auch keine andere Diagnose stellen.

Nach dem Arztbesuch, der keine beruhigende Ursache für den Zustand eurer Halbschwester hervorbrachte, folgte ich meiner inneren Stimme als besorgter und pflichtbewusster Vater und suchte sofort die Fluggesellschaft auf. Ich buchte den frühestmöglichen Rückflug in die Heimat und stornierte den eigentlichen Rückflugtermin, der erst Tage später geplant war. Ich nahm eure Halbschwester mit zu diesem Termin, um ihr das Gefühl zu vermitteln, dass ich tatsächlich einen Rückflug buchte. Glaubt mir, sie hat das Ganze auch verstanden und freute sich. Sie durfte die Rückflugtickets lange Zeit in den Händen halten.

Meine Tochter so leiden zu sehen, zerriss mir das Herz. Ich habe es stark bereut, nicht auf meine Lebensgefährtin gehört zu haben, von der ich wusste, dass sie unsere Kinder gut verstehen und mit ihnen mehr als gut umgehen konnte. In Bezug auf die Kinder kann ich mich bis heute zu hundert und mehr Prozent auf ihre mütterliche Intuition und ihr Einfühlungsvermögen verlassen.

Leider war der Rückflug erst zwei Tage nach dem Arztbesuch möglich und ich musste eure Halbschwester nun zum Essen bewegen. Sie hatte enorm abgenommen und war sehr geschwächt. Sie bat mich immer wieder darum, nach Hause zu fahren. Diese Situation beunruhigte mich sehr, da mir ja die Hände gebunden waren. Schließlich lagen über 3500 Kilometer zwischen uns und unserem Zuhause in Deutschland. Ich versprach ihr immer wieder, dass wir in zwei Tagen nach Hause fahren und wir dann wieder alle zusammen sein würden. Sie glaubte mir, konnte aber die Zeit nicht abschätzen, wann es endlich so weit sein würde.

Leider hat sie bis zum Rückreisetag kaum etwas gegessen. Sie hat sich fast ausschließlich von Getränken, ein wenig Suppe und vor allem meiner Aufmerksamkeit und Liebe ernährt. Erst im Flugzeug, aber auch erst als das Flugzeug abgehoben hatte, nahm sie eine Kleinigkeit zu sich. Ihr könnt euch echt nicht vorstellen, wie sehr ich meine Entscheidung, sie mitzunehmen, bereute und nur noch Angst hatte, dass unserer Kleinen etwas zustoßen könnte. Die Freude und das Strahlen in ihren Augen, als sie ihre Mama und ihren Bruder sah, kann ich gar nicht beschreiben. Unfassbar schön und erleichternd war dieser Augenblick für uns alle.

Dieses Ereignis haben wir mit der Kinderärztin in Deutschland eingehend besprochen und zu unserer aller Freude gab es keine Folgeschäden. Ich bin so froh und glücklich darüber, dass ich die richtige Entscheidung getroffen habe und vorzeitig mit ihr zurück nach Deutschland geflogen bin.

Nun kann man sich natürlich fragen, wie wir vier Kinder es damals verkraftet haben, als unsere Eltern uns über zwei Jahre allein bei unseren Großeltern zurück gelassen haben. Aus meiner Erfahrung – nicht aus meiner Erinnerung heraus – kann ich mir sehr gut vorstellen, dass diese Zeit unheimlich schwierig war. Und gerade deshalb möchte ich so gern wissen, wie ihr die Trennung von mir verkraftet. Ihr gebt mir stets das Gefühl, dass ihr mich nicht braucht, aber ich weiß sehr genau, dass diese Gefühlskälte nur vorgespielt ist und ihr eure Liebe hinter eurer Fassade zu verstecken wisst. Ich erinnere mich sehr genau, dass ihr mich zum Zeitpunkt der Trennung sehr wohl geliebt habt. Ganz besonders du, meine Prinzessin, hast sehr an mir gehangen. Ich bin mir auch sicher, dass ihr mir weiterhin eure Liebe gezeigt hättet, wenn eure Mutter diese Gefühle und den Kontakt zu mir zugelassen hätte.

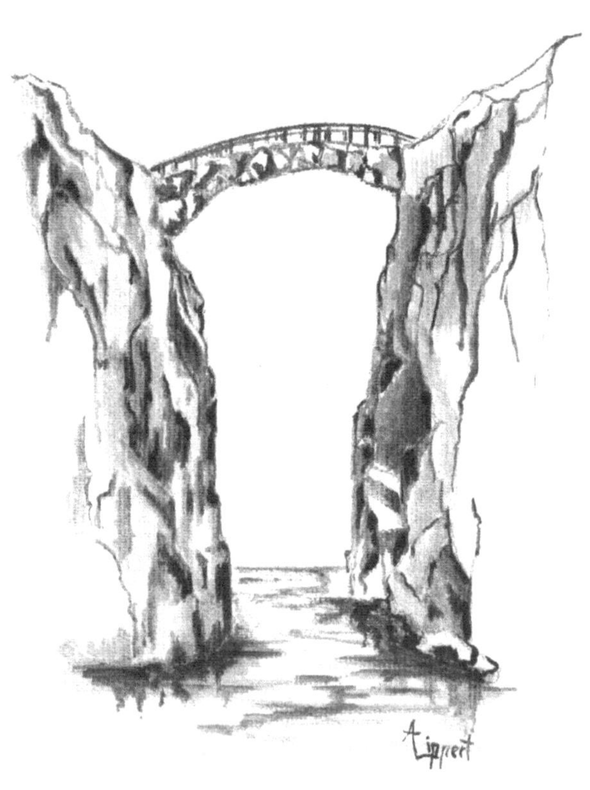

Nehmt es an!

Niemand und nichts auf dieser Welt kann mir die vergangene und fehlende Zeit mit euch zurückgeben. Niemand und nichts auf diesem Planeten kann mir die Schmerzen nehmen, die mir die vergangene Zeit zugefügt hat, in der ich ohne euch sein musste. Immer wenn es an der Tür klingelte oder mein Handy vibrierte, habe ich gehofft, dass es einer von euch ist – vergebens.

Ich versuche, mit meinen Schmerzen zu leben. Ihr allein könnt diesem Zustand ein Ende setzen, indem ihr von euch aus den Weg zu mir sucht. Diese Ungewissheit, diese Sehnsucht und diese Schmerzen müssen, sobald es geht, vorbei sein. Bitte! Ich möchte euch beide endlich an meiner Seite wissen und ich möchte, dass sich alle meine Kinder kennen und lieben lernen.

Jedes Kind hat seinen eigenen Platz und seinen Wert im Herzen eines Elternteils. Kein Kind wird besser oder schlechter behandelt, weniger oder mehr geliebt. Eure beiden Halbgeschwister wollen euch so gern sehen und etwas mit euch unternehmen. Auch sie wollen wissen, wie und wer ihr seid. Ich zeige ihnen dann eure Fotos, eure Bilder hängen sowieso bei uns an den Wänden. Sie fragen mich auch, warum ihr nicht zu uns kommt. Darauf habe ich keine Antwort.

Es ist so unfassbar traurig und auch beschämend, dass ihr euch untereinander so fremd seid. Andere suchen Jahre lang nach ihren Geschwistern oder Halbgeschwistern, manchmal vergebens. Ihr seid euch so nah und leider doch so fern.

Ich habe nicht die emotionalen Möglichkeiten, euch zusammen zu führen; es muss freiwillig geschehen. Manchmal stelle ich mir vor, wie es wäre, wenn wir alle zusammen etwas Schönes unternähmen. Diese Vorstellung zaubert mir ein Lächeln ins Gesicht, ist aber gleichzeitig so traurig, weil sie nicht der Realität entspricht.

Ihr könnt euch nicht vorstellen, wie gern ich mehr über euch, euer Leben und über eure Charaktere erfahren möchte; über das Leben meiner leiblichen Kinder, nach deren Nähe ich mich so sehr sehne. Ich möchte endlich wissen, wie es sich anfühlt, wenn ich meine Kinder in die Arme schließen, ihre Wärme und ihre Zuneigung aufnehmen und verinnerlichen kann. Könnt ihr diese Sehnsucht nachempfinden?

Klingt schon komisch. Als Vater möchte ich mehr über meine Kinder erfahren, obgleich man als Vater die Charaktere seiner eigenen Kinder doch kennen sollte. Kennt ihr noch das Gefühl von mir, eurem Vater, oft und liebevoll in die Arme genommen worden zu sein? Könnt ihr euch daran erinnern, wie es damals war? Sehnt ihr euch gar nicht danach?

Die Jahre ohne euch haben sehr tiefe Spuren und Wunden in meinem Herzen und in meiner Seele hinterlassen. Ich habe versucht, mich gegen die Schmerzen in mir zu wehren, indem ich mich abgeschottet oder vieles verdrängt habe. Das hat mich geprägt und verändert.

Heute bin ich zwar noch ein Macho, aber ich helfe hier und dort im Haushalt – freiwillig oder sobald es explizit erwünscht ist. Ich kümmere mich mehr um die Belange meiner Partnerin und um die Bedürfnisse meiner Kinder. Ich versuche, mich in sie hinein zu versetzen und ihre Wünsche von den Augen abzulesen. Ich versuche, meinen Kindern ein guter Vater und meiner Lebensgefährtin ein guter Partner zu sein. Meine Partnerin hat viel Leid und Enttäuschung gemeinsam mit mir verarbeitet und meine Trauer und Wut mitgetragen. Dafür bin ich ihr aus der Tiefe meines Herzens dankbar. Noch heute bin ich weit davon entfernt, wieder heiraten zu können und ich kann mit Gewissheit sagen, dass zu meinem absoluten Glück meine mittlerweile erwachsenen ehelichen Kinder fehlen. Das spürt auch meine jetzige Familie.

Euer Verhalten hat mir oft sehr wehgetan und natürlich habe ich auch mal geweint, weil ich die schlimmen Worte aus euren Mündern nicht verstehen konnte. Manchmal war ich in meiner Enttäuschung am Boden zerstört – aber ich konnte euch immer wieder verzeihen. Ich möchte Frieden schließen und die uns verbleibende Zeit glücklich mit euch verbringen. Ihr habt noch euer ganzes Leben vor euch und ich habe das Bedürfnis, den Rest meines Lebens in eurer Nähe zu verbringen, für euch da zu sein und meine väterlichen Verpflichtungen ohne Einschränkungen zu erfüllen.

Es gibt so vieles, was ich nicht verstehe. Doch eines ist gewiss: Es ist nichts geschehen, was ein Kind seinem Vater nicht verzeihen könnte. Ich sage euch beiden, dass es aus meiner Sicht nichts gab und auch nichts gibt, was wir mit einer ehrlichen Aussprache nicht hätten gemeinsam verarbeiten können oder in Zukunft verarbeiten könnten.

Ich habe über Jahre mit mir gerungen, ob ich professionellen Rat in Anspruch nehmen soll oder nicht. Ich habe mich jedoch Ewigkeiten nicht getraut, jemandem meine Probleme und vor allem meine Schwächen zu schildern. Eigentlich habe ich meine Sorgen kaum mit jemandem geteilt, schon gar nicht bis ins Detail oder mit Fremden. Sicherlich handelt es sich hierbei um falschen männlichen Stolz mit mutmaßlich fatalen Folgen. Nach langem Hin und Her habe ich mich in diesem Jahr für eine psychologische Betreuung entschieden. Ich denke aber, dass der letzte Impuls für diese Entscheidung durch meine geliebte Lebensgefährtin kam. Im Laufe dieser Zeilen wurde mir immer bewusster, dass die Aufarbeitung der Vergangenheit möglich ist, zumindest ansatzweise. Schreiben stellt tatsächlich eine Art Therapie dar. Das hätte ich vor Beginn dieses Buches niemals für möglich gehalten. Natürlich kann es Probleme nur indirekt lösen, dennoch empfinde ich das Schreiben als Befreiung.

Ich gebe zu, dass ich in meinem bisherigen Leben nicht viele Bücher gelesen habe, was nicht zu bedeuten hat, dass ich ungebildet bin, aber ich habe sicherlich etwas versäumt. Denn inzwischen ist mir klar, dass das zielgerichtete Bücherlesen zu speziell ausgewählten Themen auch eine Art Hilfe und Unterstützung sein kann.

Während ich diese vielen Zeilen für euch formuliert habe, schwirrten mir immer und immer wieder so viele Erinnerungen durch den Kopf, dass ich kaum mit dem Schreiben hinterher kam. Unfassbar, dass ich mich sogar gegen Ende des Buches immer noch an weitere Dinge erinnere, die ich schon verdrängt oder gar vergessen glaubte.

Nicht immer ist es mir gelungen, meine Gedanken gleich in Worte zu fassen und es fällt mir auch außerordentlich schwer, meine Gedanken zu sortieren und gleichzeitig meine Emotionen im Zaum zu halten. Denn plötzlich kann ich mich auch an Situationen erinnern, die ich hier, in diesem offenen Brief, besser nicht beschreibe. So sehr mich, Prinzessin, deine oft unbeschreiblich harten Worte auch verletzten, ist mir bewusst, dass dein Hass nicht aus deinem Herzen kommt. Er spiegelt die verletzten Gefühle deiner Mutter wider.

Meine geliebte große Tochter, du hast leider die Unart des Schreiens und Beschimpfens von deiner Mutter übernommen. Ich habe dich in den letzten Jahren kaum bis gar nicht mehr gesehen. Zwischenzeitlich haben wir uns geschrieben, miteinander telefoniert, aber nach deinem letzten Ausraster am Telefon hast du den Kontakt abgebrochen. Du hast mich überall gesperrt, so dass du für mich zwischenzeitlich nicht mehr erreichbar warst. Wenn ich das in der Aufregung alles richtig verstanden habe, sagtest du, dass du keinen Papa hättest und dass du mich verfluchtest und mir das Schlimmste wünschtest. Diese Worte haben mich zutiefst verletzt und gekränkt. Ich fühlte die Schwäche körperlich und bin emotional regelrecht in mich zusammengefallen. Nach diesem Telefonat war Funkstille. Bis du mir, erneut am Telefon, mitgeteilt hast, dass du dich verloben wirst und ich endlich mal beweisen könne, dass ich dein Vater sei, indem ich dich finanziell unterstütze. Diese Worte empfand ich als extrem ungerecht, weil ich euch alle drei nach der Trennung immer mehr als genug finanziell unterstützt habe. Dein diesbezügliches Leugnen war sehr verletzend.

Hinzu kam, dass ich dich fragte, warum ich nichts von deinen Verlobungsplänen wisse und warum dein Zukünftiger mir nicht vorgestellt wurde. Auch hielt ich dir vor, dass du mich nicht gefragt hast, was ich zu deinen Verlobungsplänen sage. Für eine finanzielle Unterstützung sei ich dagegen kurz vor der Verlobung gut genug? Auf diese Frage hin hast du mich auf das Übelste beschimpft. Dann wurde aufgelegt. Ich kann nicht mehr sagen, ob du aus Wut aufgelegt hast oder ich vor Schmerz.

Deine Worte waren unerträglich. Dennoch habe ich dir danach immer mal wieder etwas Liebes geschrieben, was jedoch unbeantwortet blieb. Bis vor einige Wochen. Ich hatte dir geschrieben, dass ich dich sehr vermisse und tatsächlich bekam ich einige Tage später einige Fotos von dir und meinen Nichten sowie meiner Schwester, die in der Türkei leben. Du schriebst, du seist dort zu Besuch und es sei soweit alles in Ordnung. Wir haben dann zwei oder dreimal hin und her gechattet. Doch seitdem du wieder in Deutschland bist, kommt nichts mehr von dir. Ich kenne die Hintergründe nicht. Ich weiß nicht, warum du mir die Bilder geschickt hast und ich möchte auch nicht spekulieren.

Ich kann nur hoffen, dass das ein Anfang war und du vielleicht mit etwas Abstand wieder auf mich zukommst. Es gab kaum eine Zeit, zu der wir uns offen und problemlos unterhalten konnten. Ich glaube auch, dass wir beide uns vor einer Aussprache gescheut haben. Nun, da ich die Aussprache und die Konfrontation mit euren Gedanken und Gefühlen suche, lehnt ihr sie weiterhin kategorisch ab. Es kommt kein vernünftiger und wechselseitiger Dialog zustande. Das ist sicherlich meinem damaligen Unvermögen geschuldet.

Eure Mutter trägt ihre Ängste und manipulativen Spielchen inzwischen in die übernächste Generation. Zu dir, mein Sohn, der du mit 17 Jahren selbst Vater geworden bist, habe ich inzwischen sporadisch Kontakt. Ich schreibe dir in unregelmäßigen Abständen und du antwortest oft, wenn auch kurz und bündig oder ein bis zwei Tage später. Ab und zu treffen wir uns. Mein Ziehsohn, meine kleine Tochter und meine Lebensgefährtin haben dich sehr gern und wenn wir uns gesehen haben, waren alle immer sehr froh.

Leider ist es so, dass sowohl eure Mutter als auch du, meine große Tochter, nicht wollen, dass ich meine sehr süße Enkelin sehe oder gar mit zu mir nach Hause nehme. Sie darf schon gar nicht allein bei uns sein. Anfangs hast du uns, mein Sohn, mit deiner Freundin und eurem gemeinsamen Kind ab und zu besucht. Nachdem ihr beide euch getrennt habt, geht das leider nicht mehr. Zum einen möchtest du nicht, dass wir Kontakt zu der Mutter deines Kindes haben und andererseits möchten eben deine Schwester und deine Mutter nicht, dass wir die Kleine bei uns haben. Es ist alles so kompliziert und ich bin es leid. Ich habe nicht mehr die Energie, nun auch noch um meine Enkelin zu kämpfen.

Jedenfalls bin ich froh, dass du deine Tochter regelmäßig und unkompliziert sehen darfst. Ich bin der festen Überzeugung, dass du eigentlich gern mit deiner Tochter zu uns kämest, wenn das keinen Stress mit deiner Schwester und deiner Mutter gäbe. Du gehst Streitigkeiten seit jeher lieber aus dem Weg. Du hast mich nie beschimpft oder ein böses Wort über mich verloren. Du warst stets zurückhaltend und zuvorkommend. Im Großen und Ganzen hast du sowieso nicht gern gesprochen, schon gar nicht über Gefühle und Emotionen.

Meine lieben Kinder, ich kann und werde euch nicht vergessen, nur weil ihr mich nicht sehen oder sprechen wollt oder schlecht über mich redet. Es ist keinesfalls eure Schuld, dass ihr mich nicht respektiert oder akzeptiert. Ich wünsche mir, dass ihr beide aus freien Stücken erkennt, was in den vergangenen Jahren wirklich zu der Trennung zwischen uns geführt hat. Ich sehne mich danach, dass wir drei uns neu organisieren.

Manchmal war ich kurz davor mit dem Schreiben aufzuhören und euch einfach aufzugeben. Mir fehlten die Kraft und die Hoffnung auf einen guten Ausgang. Aber ich habe es geschafft, meiner geschwächten Psyche entgegenzutreten und weiterhin für eine gemeinsame Zukunft mit euch beiden zu kämpfen. Ich habe den immer wiederkehrenden dringenden Wunsch und die Hoffnung, dass zwischen uns Dreien alles wieder gut wird. Das gibt mir die Kraft, dieses Buch zu vollenden und zu veröffentlichen, um euch auf diesem Wege zu erreichen.

Niemand soll es mir je übel nehmen, dass ich diese Zeilen zu Papier gebracht habe. Ich möchte mit diesen Worten auch niemandem zu nahe treten, niemanden diffamieren oder verletzen. Nein, das Buch soll lediglich die Wahrheit aus meiner Sicht darstellen, die beteiligten Personen wachrütteln und dazu animieren, endlich aufeinander zuzugehen.

Ich werde in jedem Fall immer mit offenen Armen und voller Sehnsucht auf euch beide warten, in der Hoffnung, dass dieser Tag bitte sehr bald Wirklichkeit werden möge. Nichts wünsche ich mir sehnlicher, als dass dieser Traum endlich in Erfüllung gehen möge. Ich möchte, dass ihr beide wisst, wie sehr ich mich nach euren einfühlsamen Blicken, euren so warmherzigen Lächeln sehne und wie verrückt ich nach euren Umarmungen bin und wie sehr ich euch beide liebe. Auch nach allem, was geschehen ist, habt ihr mein ganzes Vertrauen und meine vollkommene Liebe. Es liegt an euch, die Wahrheit zu erkennen und zu verzeihen. Kommt auf mich zu und ich gebe euch mein Herz. Nehmt es an!

Unsere Geschichte in einem Gedicht

Ich sah eure traurigen Kinderaugen – fast jeden Tag.
Sie erschienen im Traum – oder wenn ich nur lag.
Es zerreißt mir das Herz, wenn ich euch leiden sehe.
Doch was kann ich tun, besonders dann, wenn ich gehe?

Kannst du nicht die Gefühle meines Verlustes verstehen?
Ich sehne mich nach dem Duft unserer Kinder, doch die Jahre vergehen.
Gib mir einen Hinweis, was kann ich tun?
Lass bitte den Hass zwischen uns ruhen!

Mich belasten Dinge, die ich nicht zu ändern weiß.
Es liegt keineswegs an mangelndem Fleiß.
Viel Zeit mit euch zu verbringen ist mir wichtig.
Doch etwas in mir erklärt meine Chancen für nichtig.

Lieber Gott, wer nimmt mir all´ meine Stärke und Kraft?
Bitte nimm diesen Schmerz – Tag und Nacht.
Weise mir den Weg zu meinen Kindern, sie brauchen mich, ich brauche sie.
Gib uns eine friedliche Zeit, die nicht vergeht – bitte nie.

Kommt zu mir und wir erobern die Welt.
Das ist nicht zu bezahlen mit Geld.
Es tut weh, wenn ihr mich versetzt.
Dennoch öffne ich mich, hier und jetzt.

Nach all` dem was hinter uns liegt, habt ihr mein ganzes
Vertrauen und meine vollkommene Liebe.
Es liegt an euch, die Wahrheit zu erkennen, zu verzeihen und das zu
nehmen, was ich euch von ganzem Herzen gebe.

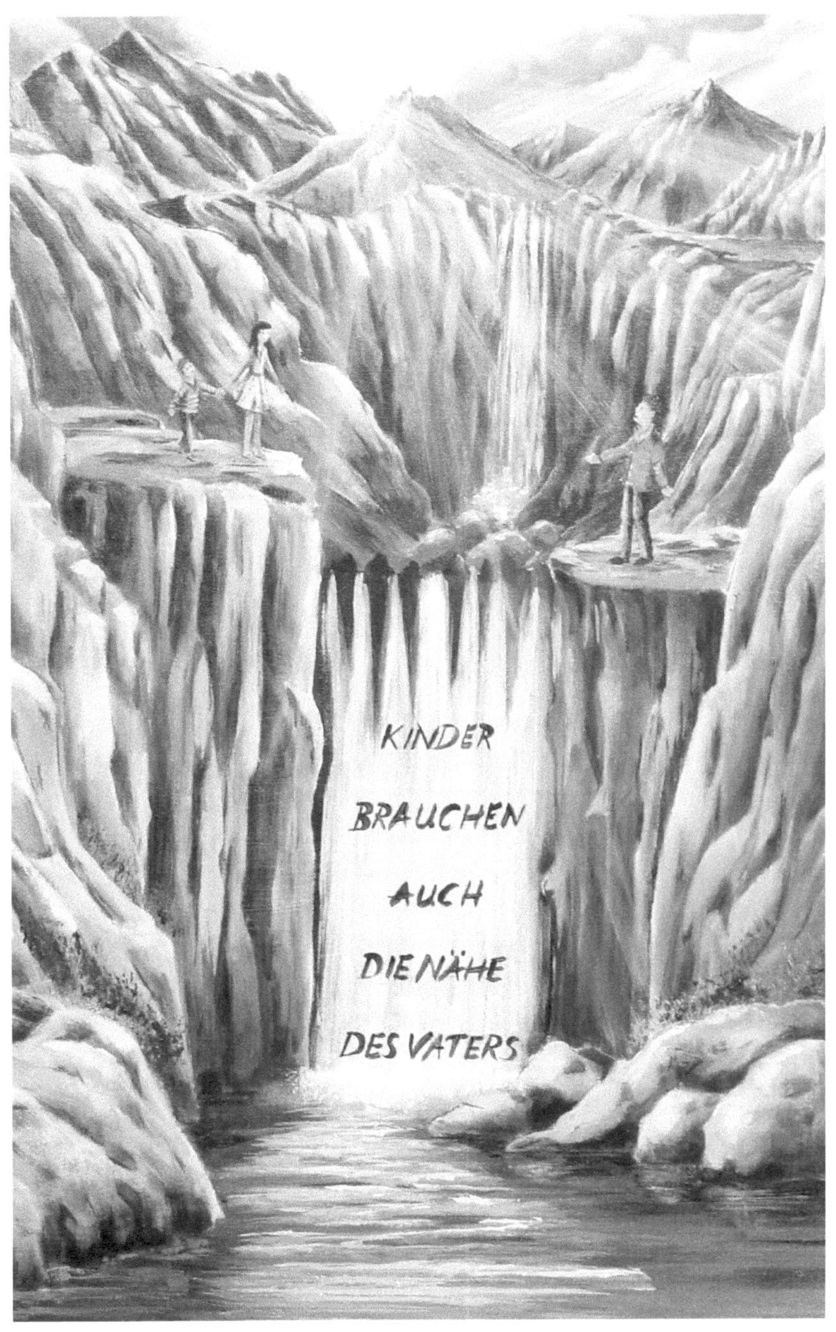

KINDER
BRAUCHEN
AUCH
DIE NÄHE
DES VATERS